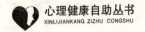

丁成标　主编

我的睡眠我做主

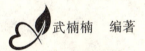

武楠楠　编著

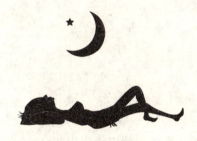

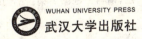

武汉大学出版社

图书在版编目(CIP)数据

我的睡眠我做主/武楠楠编著．—武汉:武汉大学出版社,2014.5
心理健康自助丛书/丁成标主编
ISBN 978-7-307-12003-7

Ⅰ.我… Ⅱ.武… Ⅲ.睡眠障碍—防治—普及读物
Ⅳ.R749.7-49

中国版本图书馆 CIP 数据核字(2013)第 252074 号

责任编辑:郭　倩　　责任校对:鄢春梅　　版式设计:马　佳

出版发行:武汉大学出版社　　(430072　武昌　珞珈山)
(电子邮件:cbs22@whu.edu.cn　网址:www.wdp.com.cn)
印刷:武汉中远印务有限公司
开本:720×1000　1/16　印张:10　字数:131 千字　插页:2
版次:2014 年 5 月第 1 版　　2014 年 5 月第 1 次印刷
ISBN 978-7-307-12003-7　　定价:24.00 元

版权所有,不得翻印;凡购买我社的图书,如有缺页、倒页、脱页等质量问题,请与当地图书销售部门联系调换。

总　　序

　　心理健康是人人追求的目标，它与生理健康一样，是幸福生活的前提和基础，但不是每个人的心理都是健康的，这就需要我们学会自我调节或寻求帮助，以达到健康或趋于健康的心理状态。

　　时下，由于全球化、信息化带来的社会剧变和中西文明的冲突，造成了人们观念杂陈、思想混沌和心理困惑的社会现状，加之竞争和挑战并存的生存状态，使人们的压力越来越大。现代文明就像一把双刃剑，在带给人们享受的同时，也带来了伤害。人们的物质生活水平不断提高，安全感和幸福感却在不断下降，变得越来越敏感，越来越脆弱。晚睡强迫症、手机控、路怒症、拖延症、选择障碍、假期综合症等现象不断出现，这些耳熟能详、说法并不专业的心理"病"反映了人们对自身心理状态的关注或担忧。

　　其实每个人都有碰到压力的时候，只是程度不同而已，这时，抑郁、焦虑的情绪就在所难免。但它们并不可怕，仅仅是心理"感冒"，同身体感冒一样，过一段时间就会好。而如果长期心理"感冒"，那就要当心是否已经处于心理亚健康状态了。

　　处于心理亚健康状态的人并不在少数。有学者认为，在我国，去医院就诊的人中，至少有一半应该去看心理医生，但是，由于经济条件不允许、观念保守和从业人员不足等原因，很多人因为求助无门而承受着痛苦和煎熬，有的人甚至自杀轻生。正是为了弥补专业咨询队伍的不足，解决供求矛盾，帮助解除人们的精神痛苦和提高人们的心理健康水平，我们组织国内一批心理咨询专家，编写了这套具有本土化特色的"心理健康自助"丛书。

"心理健康自助"丛书是针对各种心理亚健康状态的读者写的，这些亚健康状态包括焦虑、抑郁、社交恐惧、强迫、疑病、睡眠障碍等。本丛书力求通俗易懂，具有很强的知识性、可读性和操作性，深入浅出，从理论到实践给人以指导，以使各类读者都能从中得到自我调适、自我疗治的知识和方法，从而提高心理保健能力和心理健康水平，提高生活和生命质量。

丛书由我国著名催眠与心理咨询专家、国家一级心理咨询师、中国心理卫生协会大学生心理咨询专业委员会常务委员、中国心理咨询突出贡献奖获得者、武汉大学丁成标教授任主编。在全套丛书的编写过程中，得到了武汉大学出版社的大力支持，尤其是夏敏玲编辑做了大量的组织策划和编辑工作，提出了很多修改意见；各书作者将多年咨询工作实践经验融入书中，投入大量时间和精力完成书稿；艾波参与了大纲的讨论并做了许多的组织联络工作，在此一并表示感谢！

编　者

前　　言

　　翻开这本书，说明你想对睡眠做更进一步的了解，或者对自己的睡眠存在一定的困惑，用心理咨询的专业术语来讲那就是有自知力和一定的求助欲望，这就为改善你的睡眠提供了一个良好的开端。希望这本书可以帮助你调动意志力和能动性，改善困扰你许久的睡眠状况。就让我们从认识睡眠开始，一起踏上改变的旅程吧！

　　睡眠是一种重要的生命现象，是高等动物自身适应地球昼夜变化的一种产物。睡眠过程非常复杂，在整个睡眠过程中，慢波睡眠和快波睡眠相互交替出现，夜晚生物钟刺激褪黑色素分泌，让我们有困顿的感觉，每天清晨大脑的网状结构和生物钟负责把我们从睡眠中唤醒。虽然人为什么要做梦，至今仍未研究清楚，但是每晚 1/3~1/4 的睡眠时间确实是在梦中度过的。人的一生中有 1/3 的时间处于睡眠中，而全世界有将近 1/2 的人群存在睡眠问题。100% 的人群都曾有过失眠经历，有 30% 左右的人患失眠症需要就诊。失眠主要表现为：入睡困难，辗转难眠；复睡困难；睡眠表浅；频频从噩梦中惊醒；晨昏颠倒，睡眠质量差。环境、疾病、生活方式、情绪状态、饮食等都可能是造成失眠的原因。在选用治疗失眠的方法时，要根据自己失眠的原因、程度以及自己的身体状况等而定——适合自己的才是最好的。

尽管通过此书，对睡眠的重要性和改善失眠的多种有效技巧会有详细的了解，但只看却不为之付诸行动的话，与制定强大的计划，却不了了之的行为一样，不会有所收获。本书肯定会为寻找人生幸福而不断谋求改变的你，带来强大的力量，只要你的意志够坚决，以后的人生就会更上一层楼。

在此书完成之际，我要非常感谢我的老师，武汉大学丁成标教授，在他的信任、支持和关心下才使得我有可能完成这本书的编著。同时，武汉大学出版社夏敏玲编辑给予许多有价值的建议，并细心校稿，郭倩编辑在最后校稿审稿期间付出了辛苦劳动。另外我的学生薛思敏、周苏真、陈丽玲在此书编著期间，帮我搜集了许多资料，给予我无私的帮助和支持。最后感谢我的父母把我带到这个世界，并用心培养使我成为一个有爱的人，感谢我的爱人给予我无限的包容与支持，特别感谢我的儿子给我勇气让我在各种困难面前继续坚持。因为接到出书通知不久，他便作为一个小生命存在于我的身体里，孕育着他也孕育着这本书，伴随着他的出生本书也初具雏形，看着他健康成长此书也即以完成，是儿子让我成为母亲，完成了人生一个伟大的转变，这个转变赐予我无限的力量，让我认识到人生无限的可能，最终完成了这本书。鉴于时间仓促、作者水平有限，书中难免有疏漏甚至不当之处，恳请读者批评指正。

编　者

目　　录

第一章　认识睡眠　　　　　　　　　　　　／ 1

　　第一节　人与睡眠　　　　　　　　　　　／ 2
　　　　一、什么是睡眠　　　　　　　　　　／ 2
　　　　【阅读】有关睡眠的学说　　　　　　／ 4
　　　　【测试】睡眠质量测验　　　　　　　／ 6
　　　　二、睡眠是一个复杂的过程　　　　　／ 9
　　　　三、睡眠的生理机制　　　　　　　　／ 11
　　　　四、因人而异的睡眠时长　　　　　　／ 12
　　　　【阅读】我们不是"百灵鸟"　　　　　／ 14
　　　　五、怎样判断睡眠质量的好坏　　　　／ 14
　　　　【阅读】为何有时午觉会越睡越困　　／ 15
　　第二节　睡眠的意义　　　　　　　　　　／ 17
　　　　一、睡眠是健康的基础　　　　　　　／ 17
　　　　二、在睡眠中学习　　　　　　　　　／ 19

第二章　认识梦　　　　　　　　　　　　　／ 21

　　第一节　梦是什么　　　　　　　　　　　／ 22

一、梦是睡眠中的一种心理活动 / 22
二、梦境产生的根源 / 23
三、梦和记忆 / 25
四、梦可以开启智慧之门 / 26
【阅读】你的梦能预见未来吗 / 27
第二节 梦与睡眠 / 31
一、黑白梦 VS 彩色梦 / 32
二、梦游、梦话、夜惊和噩梦 / 33
三、性梦 / 34
四、白日梦 / 37
五、只有人会做梦吗 / 40

第三章 "失眠"这个东西 / 42

第一节 你失眠过吗 / 44
一、失眠与失眠症 / 44
二、失眠≠睡眠障碍 / 46
三、失眠与神经衰弱 / 55
四、多梦≠失眠 / 55
五、失眠的临床表现 / 57
六、失眠的分类和自测 / 61
第二节 失眠的原因分析 / 65
一、环境不适 / 66
二、疾病因素 / 67
三、不健康的生活方式 / 68
四、紧张与失眠 / 69
五、饮食习惯 / 69
六、网络杀手 / 72
七、精神障碍原因 / 73

　　　　　八、心理和性格因素　　　　　　　　　／　76
　　　　　九、应激事件和压力　　　　　　　　　／　78
　　　　　十、性别与失眠　　　　　　　　　　　／　80
　　　　　十一、年龄与失眠　　　　　　　　　　／　82
　　　　　【阅读】安眠药小知识及禁忌　　　　　／　89
　　　第三节　失眠的危害　　　　　　　　　　　／　91
　　　　　一、对身体健康的危害　　　　　　　　／　92
　　　　　二、对工作、学习和生活的危害　　　　／　92
　　　　　三、对心理健康的危害　　　　　　　　／　93
　　　　　四、失眠与亚健康　　　　　　　　　　／　93
　　　　　【测试】阿森斯失眠量表　　　　　　　／　95

第四章　我的睡眠我做主　　　　　　　　　　　／　97
　　　第一节　提高睡商　　　　　　　　　　　　／　97
　　　　　【测试】睡商测量　　　　　　　　　　／　99
　　　第二节　失眠的自我疗愈　　　　　　　　　／　101
　　　　　一、自我催眠疗法　　　　　　　　　　／　101
　　　　　二、静默与冥想疗法　　　　　　　　　／　108
　　　　　三、森田疗法　　　　　　　　　　　　／　112
　　　　　四、关系增进疗法　　　　　　　　　　／　115
　　　　　五、认知疗法　　　　　　　　　　　　／　116
　　　　　六、艺术疗法　　　　　　　　　　　　／　119
　　　　　七、精神分析疗法　　　　　　　　　　／　120
　　　　　八、格式塔疗法　　　　　　　　　　　／　122
　　　　　九、行为疗法　　　　　　　　　　　　／　125
　　　　　十、激怒疗法　　　　　　　　　　　　／　133
　　　　　十一、漂浮疗法　　　　　　　　　　　／　133
　　　　　十二、音乐疗法　　　　　　　　　　　／　134

十三、其他有助睡眠的方法　　　　　／　134
【阅读】睡眠语言的演变　　　　　　／　143

参考文献　　　　　　　　　　　　　／　145

第一章

认识睡眠

我们人类的一生要花费 1/3 的时间躺在床上睡觉，只有充分认识睡眠，才能更好地认识生命的本质。随着睡眠障碍问题日益增多，人们最不经意的、最理所当然的睡眠，让越来越多的人求之不得。

第一节 人与睡眠

一、什么是睡眠

睡眠是我们必需的生存现象，几千年来，它一直被认为是自然规律中不可或缺的一部分，是自然赐予我们的恩惠或神祇智慧的证据。睡眠可以将我们每天的活动与下一天分开。在被沉睡湮没的几个小时中，人们认为除了做梦之外，没有任何重大事情发生。不知你有没有想过：睡眠到底是什么？睡眠与麻醉、昏迷是否不同？20世纪后半叶，对睡眠的科学探索发生了革命。睡眠远不止休息这么简单，我们都要睡眠，也都从各自的体验中了解到每个人睡眠的性质、深度、紧张程度和精力恢复程度迥然不同。那么，我们如何定义这样一种复杂的状态呢？

20世纪30年代初，一位法国生理学家给睡眠下了个定义：睡眠是"由于身体内部的需要，使感觉活动和运动性活动暂时停止，给予适当刺激就能使其立即觉醒"的这样一种状态。按这个定义，可以把睡眠与麻醉、昏迷区分开来，因为麻醉和昏迷状态时即使给予刺激也很难醒过来。然而这并不是睡眠的全部内涵。

有科学家将睡眠与清醒做了对比，认为它们是事物的两个对立面。如果说清醒是指我们完全自觉的时间——我们可以自愿地做一些事，比如，吃、喝、思考和工作，那么，睡眠正好相反。正如我们所观察到的，处于睡眠状态时，我们的身体一般是不活跃的，除了个别无意识的动作，如抓痒。大脑的特殊机制抑制了感官传来的各种信息流，与此同时，大脑的其他信号系统处于放松状态，甚至使身体的许多主要肌肉处于瘫痪状态。虽然我们在睡眠中思维仍是活跃的，我们有思想并在睡梦中看到许多形象,但是我们的大脑加工过程缺乏清醒时所具有的结构和逻辑。

研究人员利用电子仪器记录动物和人的脑电波活动,发现鸟类和哺乳动物在睡眠状态与清醒状态时的脑电波有显著差异,人们对于睡眠有了新的认识。现在对睡眠的定义是:由于脑的功能活动而引起动物生理性活动下降,给予恰当刺激可使之完全清醒的状态。然而,就这样一个定义也并不严谨、完善。因此,想用简练的语言给睡眠下一个确切的定义是很困难的。这也说明,睡眠过程并不像我们所看到、所想象的那样简单。

睡眠是一种重要的生命现象,是高等动物自身适应地球昼夜变化的一种产物,是一种无意识的愉快状态,这种状态通常发生在躺在床上和夜里休息的时候。与觉醒状态相比较,睡眠的时候人与周围的接触停止,自觉意识消失,不再能控制自己说什么或做什么。处在睡眠状态的人肌肉放松,神经反射减弱,体温下降,心跳减慢,血压轻度下降,新陈代谢的速度减慢,胃肠道的蠕动也明显减弱。睡着的人看上去是静止的、被动的,其实不然。

如果在一个人睡着时给他做脑电图,我们会发现,其大脑内部发放的电脉冲并不比觉醒时弱。这证明大脑并未休息。正如一座夜间的蜂房,外表看上去蜜蜂都已归巢休息,但实际上所有的蜜蜂都在为酿造蜂蜜而通宵达旦地忙碌着。

在个体生老病死的循环中,人类从最初的蛮荒走向今天的文明,睡眠已然是我们人类生命中不可剥夺的一种权利,是我们生存的基石。如果哪天人类改变了自身的睡眠法则,那么人类文明将要为所发生的一切后果担负责任。

【阅读】

有关睡眠的学说

(一) 血液中毒说

在古希腊时代就有人深信,睡眠是一种身体中毒现象。他们认为人在白天进行各种活动时,体内各组织里储蓄了新陈代谢所产生的废物;到夜间,身体因这些废物积蓄多,引起中毒而引发睡眠。这种中毒现象,经过睡眠的解毒作用而消失。这种想法是基于日常生活经验得来的。

(二) 睡眠物质说

法国学者 Lengendre 与 Pieron 最早证明生物体内存在一种"睡眠促进物质",亦称"睡眠毒素"。实验中,他们不让狗睡觉(断眠),5~15天后,分别抽取其脑脊液、血清或脑组织抽取液,直接注射入其他健康且觉醒的狗的第四脑室内,发现这些健康的狗很快就睡着了。他们认为断眠使狗身体各组织内产生睡眠毒素,它先被储蓄在血液中,而后跟着脑脊液送到大脑内,使大脑神经组织活力降低,引起睡眠。

1964年,蒙尼尔等用低频电刺激家兔睡眠中枢部位,然后从其血液中提取出一种物质,注入正常家兔体内,也可使受到注射的兔子进入睡眠状态,他们把这种物质称为"睡眠诱导肽"。以后,有许多学者分别从山羊、大白鼠中提取出同类的物质——"促进睡眠物质"。

(三) 睡眠抑制扩散说

该学说是由俄国生理学家巴甫洛夫在进行条件反射研究的过程中发现的。一些被实验的动物,如狗在进行长时间过量的实验后,有时会出现闭眼垂头、全身肌肉松弛的状态,并且出现鼾声,这些动物显然进入到一种睡眠状态。他认为,动物在实验中过分劳累，于是出现主动的抑制大脑皮层现象，当这种抑制广泛扩散，甚至扩散到皮层下睡眠中枢时，就会引起睡眠。在此研究基础上，巴甫洛夫对梦产生的生理基础提出了自己的见解，他认为在睡眠抑制的背景上，大脑皮层的个别细胞群仍然处于觉醒状态，并且在内外环境因素的影响下活动起来，这种部分大脑皮层兴奋活动就表现为梦。

(四) 睡眠中枢说

睡眠中枢说是瑞士著名的生理学家汉斯在1929年提出的。他认为在人脑的间脑中间块附近存在着一个睡眠中枢。在实验中，如果对动物的这个睡眠中枢进行刺激，动物就会进入睡眠状态。由此得出，睡眠的出现是睡眠中枢的神经细胞活动所导致的结果。

(五) 睡眠被动说

睡眠被动说认为，睡眠的发生是觉醒状态的被动终止，因为在人类大脑中枢神经系统内，有一个脑干网状结构，在各种传入冲动的作用下，使大脑皮层保持一定的兴奋水平，但是当大脑皮层失去那些非特异的传入冲动的支持，不能维持兴奋水平时，则使觉醒状态停止，于是便进入到睡眠状态。

上述各种关于睡眠的学说都只是从一个侧面阐述了睡眠与觉醒的现象，只不过是对睡眠在大脑某部位处于何种状态时产生，或者哪些物质可以导致睡眠，或者发生睡眠后某些神经细胞群怎样活动、有哪些觉醒时没有的物质出现等现象作了有限的解释。至于睡眠是怎样发生的，梦是怎样产生的，睡眠为什么与人体内的"生物钟"保持协调，上述各学说还未能很好地解释。要全面地、系统地阐述睡眠与觉醒、睡眠与梦这些千古未解之谜，还有待于科学家将各种学说综合起来，做进一步全面深入的研究。

【测试】

睡眠质量测验

你的睡眠能得多少分呢？我们不妨来自测一下：

条目1：近1个月，晚上上床睡觉的时间通常为_____点钟。

条目2：近1个月，从上床到入睡通常需要_____分钟。

条目3：近1个月，通常早上_____点起床。

条目4：近1个月，每夜通常实际睡眠_____小时（不等于卧床时间）。

条目5：近1个月，因下列情况影响睡眠而烦恼：

5a. 入睡困难（30分钟内不能入睡）

(1)无　(2)<1次/周　(3)1~2次/周　(4)≥3次/周

5b. 夜间易醒或早醒

(1)无　(2)<1次/周　(3)1~2次/周　(4)≥3次/周

5c. 夜间去厕所

(1)无　(2)<1次/周　(3)1~2次/周　(4)≥3次/周

5d. 呼吸不畅

(1)无　(2)<1次/周　(3)1~2次/周　(4)≥3次/周

5e. 咳嗽或鼾声高

(1)无　(2)<1次/周　(3)1~2次/周　(4)≥3次/周

5f. 感觉冷

(1)无　(2)<1次/周　(3)1~2次/周　(4)≥3次/周

5g. 感觉热

(1)无　(2)<1次/周　(3)1~2次/周　(4)≥3次/周

5h. 做噩梦

(1)无　(2)<1次/周　(3)1~2次/周　(4)≥3次/周

5i. 疼痛不适

(1)无　(2)<1次/周　(3)1~2次/周　(4)≥3次/周

5j. 其他影响睡眠的事情

(1)无　(2)<1次/周　(3)1~2次/周　(4)≥3次/周

如有，请说明：_____

条目6：近1个月，总的来说，你认为自己的睡眠质量：

(1)很好　(2)较好　　(3)较差　　　(4)很差

条目7：近1个月，你用药物催眠的情况：

(1)无　(2)<1次/周　(3)1~2次/周　(4)≥3次/周

条目8：近1个月，你常感到困倦吗？

(1)无　(2)<1次/周　(3)1~2次/周　(4)≥3次/周

条目9：近1个月，你做事情的精力不足吗？

(1)没有　(2)偶尔有　　(3)有时有　　(4)经常有

☞【得分计算方法】

各成分含意及计分方法如下：

成分A：睡眠质量

根据条目6的应答计分，"很好"计0分，"较好"计1分，"较差"计2分，"很差"计3分。

成分B：入睡时间

1. 根据条目2的应答计分，"≤15"计0分，"16~30"计1分，"31~60"计2分，"≥60"计3分。

2. 条目5中的5a的计分为"无"计0分，"<1次/周"计1分，"1~2次/周"计2分，"≥3次/周"计3分。

3. 将条目2与条目5中的5a的得分相加，若得分总和为"0"计0分，"1~2"计1分，"3~4"计2分，"5~6"计3分。

成分C：睡眠时间

根据条目4的应答计分，">7"计0分，"6~7"计1分，"5~6"计2分，"<5"计3分。

成分 D：睡眠效率

1. 床上时间=条目3(起床时间)-条目1(上床时间)
2. 睡眠效率=条目4(睡眠时间)÷床上时间×100%
3. 成分 D 计分即为睡眠效率。"≥85%"计 0 分，"75%~84%"计 1 分，"65%~74%"计 2 分，"<65%"计 3 分。

成分 E：睡眠障碍

根据条目5中的5b至5j的计分，为"无"计 0 分，"<1 次/周"计 1 分，"1~2 次/周"计 2 分，"≥3 次/周"计 3 分。累加条目5中的5b至5j的计分，若累加分为"0"则成分 E 计 0 分，"1~9"计 1 分，"10~18"计 2 分，"19~27"计 3 分。

成分 F：催眠药物

根据条目7的应答计分，"无"计 0 分，"<1 次/周"计 1 分，"1~2 次/周"计 2 分，"≥3 次/周"计 3 分。

成分 G：日间功能障碍

1. 根据条目8的应答计分，"无"计 0 分，"<1 次/周"计 1 分，"1~2 次/周"计 2 分，"≥3 次/周"计 3 分。
2. 根据条目9的应答计分，"没有"计 0 分，"偶尔有"计 1 分，"有时有"计 2 分，"经常有"计 3 分。
3. 累加条目8与条目9的得分，若累加分为"0"则成分 G 计 0 分，"1~2"计 1 分，"3~4"计 2 分，"5~6"计 3 分。

总分=成分 A+成分 B+成分 C+成分 D+成分 E+成分 F+成分 G

☞【总成绩分析】

0~3 分：祝贺你！你目前的睡眠质量非常高，而且健康状况良好，应该继续保持下去。

4~8 分：你的睡眠质量平平，健康状况也受到影响，如果再不引起对睡眠质量的足够重视，那么你的睡眠质量很可能会迅速下降，向下一级别发展。

9~16分：如果你在这一级别内，那么你的睡眠质量可就亮起红灯了。你必须警惕，因为你的睡眠质量确实比较糟糕，健康状况明显受损。饮食起居会受到一定影响，甚至开始对日常工作感到吃力。

17分以上：天啊！你的睡眠质量已经到了令人发指的地步！长期睡眠不足导致你的健康状况严重恶化，这就是你工作力不从心、情绪起伏不定的原因。

按照上面提供的得分计算方法，现在睡眠质量月综合考试的分数已经出来了。可是这样的分数究竟代表了什么？相信许多朋友并不了解，其实刚才我们进行的测试就是大名鼎鼎的匹兹堡睡眠质量指数量表（Pittsburgh Sleep Quality Index，PSQI），由美国匹兹堡大学精神科医生 Buysse 博士等人于1989年编制的。该量表用于评定被试者最近1个月的睡眠质量，它由19个自评与5个他评条目构成。由于其中在该量表中的第19个自评条目与5个他评条目不参与计分，所以通常情况下仅仅测试参与计分的18个自评条目。这18个测试项的结果可以综合为7个成分，通过规则的计算，每个成分按0~3分计分，累积各成分的得分就是PSQI总分。PSQI总分的范围为0~21分，得分越高表示睡眠质量越差。

二、睡眠是一个复杂的过程

如果你简单地认为睡觉不过就是身体停止活动，那你就错了。数十年来，各方面的研究表明：睡觉是一个很复杂的过程。即使你不懂人体生物学方面的专业知识也没有关系，这不影响你对睡眠过程的理解。

人的睡眠不是一个单纯的、始终如一的状态，整个睡眠过程可以划分为若干个阶段，这种阶段性是由本质上不同的两个时相交替形成的，认清这一点，对揭开睡眠的奥秘，解释睡眠过程中各种现象的内在原因有着重要的意义。

20世纪初,德国科学家在人的头皮上安放电极,依靠一种叫脑电图的仪器,探查出了大脑发出的节律性直流电波——脑电图波或脑电活动。应用脑电波可从本质上对睡眠和觉醒进行分析。

近代美国科学家通过生理多导仪和电子计算机系统,对睡眠中的健康人做了详细的检查,对复杂多变的睡眠脑电图进行了科学的分析,发现正常人的睡眠有固定的程序,即由两种交替出现的阶段所组成。

(一)慢波睡眠

人从入睡开始,先进入正相睡眠,随着睡眠的加深,脑电波逐渐变慢变大,即同步化,此时也称为慢波睡眠。入睡者呼吸平稳,血压下降,心率缓慢,全身肌肉逐渐松弛,新陈代谢降低,但维持一定的睡眠姿势。此时眼球不做快速转动而处于静止状态,若入睡者此时醒来,往往称无做梦体验,故慢波睡眠又称为非眼快动睡眠(NREM睡眠)或无梦睡眠。随着睡眠的继续加深,脑电图上出现的波形也逐渐增多。根据脑电图的变化,慢波睡眠可分为思睡、浅睡、中睡和深睡四个阶段,或称为四期。前两个阶段睡眠浅而易醒,统称为浅睡;后两个阶段睡眠沉酣,是消除疲劳的主要睡眠阶段,统称为熟睡。

(二)快波睡眠

在这个睡眠阶段中,眼球出现快速摆动,并伴有一系列的生理变化,如呼吸浅快而不规则,心率加快,血压波动,体温升高,新陈代谢仍较旺盛,面肌和四肢肌肉频繁地抽动,阴茎或阴蒂可勃起。奇怪的是,这一睡眠时相的脑电活动与觉醒时相仿,出现去同步化快波,故也称为异相睡眠或反常相睡眠。此时虽然睡得很深,但大脑并未完全休息,仍存在着一些比较零乱的、片断的思维活动,为做梦提供了有利条件。如果此时唤醒入睡者,几乎都说正在做梦,故又称为眼快动睡眠(REM睡眠)或有梦睡眠。

在整个睡眠过程中,慢波睡眠和快波睡眠相互交替出现。一个正常的年轻人躺在床上5分钟左右便由觉醒状态进入慢波睡眠,并迅速由思睡、浅睡逐渐进入中睡和深睡，历时 70~100 分钟，出现入夜的第一次快波睡眠，持续 5 分钟左右，又转入慢波睡眠期。这种慢波睡眠——快波睡眠——慢波睡眠的周期，每夜出现 4~5 次。在一般情况下，睡眠初期时慢波睡眠较多；快波睡眠每隔 90~120 分钟 1 次，比较规则。

实验证明，慢波睡眠能使人得到充分休息，体力得到恢复；快波睡眠被唤醒后，人往往感到极度疲乏，甚至出现神经症的症状。俗话说"吃人参不如睡五更"，这句话是有道理的，即早睡早起对人体有利。

三、睡眠的生理机制

为了使我们能够与太阳每日的步调保持一致，我们体内有个计时员，叫"生物钟"。生物钟不像普通钟表那样在滴滴答答地走，我们听不到它走动的声音。但是如果有条件的话，我们却能听到激素的涌出声、心脏的跳动声和血压的变动声，所有这些都及时地让我们进入睡眠状态或者从睡眠中醒来。

生物钟通常都以一天 24 小时为工作周期，不管是当我们想要睡觉的时候，还是准备起床的时候，生物钟都一直控制着我们体内激素的释放、血压和心跳速率的变化。每天夜色变浓，气温降低的时候，我们会准备睡觉；当天色放亮，气温升高的时候，我们又会醒来。生物钟控制着体温和睡眠，所以在晚上的睡梦中，体温会降低，而当我们醒来后又会升高。

同样的，生物钟让人们在睡梦中不会有吃东西的胃口或想上厕所。在凌晨 3 点的时候，假如强迫自己吃上一块饼干，那生活规律肯定会受到影响。那么我们的身体如何知道现在是什么时间的呢？关键在于光线。早晨光线进入人们的视野，并刺激视网膜，这种刺激通过神经系统传输，最后到达大脑中专门负责控制生物钟的那一部分，即被叫做视交叉上核的部位。在这个部位，神经信号被送往脑中的松果体，从而抑制褪黑色素和大脑的睡眠，促进激素的分泌，同时开始释放促进运动的激素——皮质醇。到晚上10点的时候，逐渐暗淡的光线又促进褪黑色素的分泌，让人想睡觉。睡着之后，如果突然又进入一个光亮的环境，比如开灯上厕所，之后就比较难以再次入睡。这是因为强烈的光线促进了皮质醇等运动激素的分泌，我们的身体误以为到了起床时间。

黑暗刺激我们的身体，使之分泌能促进睡眠的化学物质，所以，在冬季，黑夜降临得早，我们的身体也就更早进入了睡眠的准备状态；太阳升起得晚，所以促进起床的激素开始分泌的时间也推迟了，这就是我们在冬季睡得更久的原因。此外，在冬季起床，就像让我们跳进冰冷刺骨的水里一样困难，这也会让我们睡得更久。最新研究表明，我们每天最少需要30分钟的日照时间以便生物钟进行调整，以使我们能在恰当的时间入睡。一般来说，从晚上11点到早上7点睡觉是最符合生物钟规律的。按照正常规律，这段时间内激素既不分泌，也不释放。

通过研究生物钟，科学家们开始了解时差效应和失眠之类的睡眠问题，并知道如何来应对、解决。他们开始关注各种化学药品，并且人工合成一些辅助物品，以求将来能对上百万存在睡眠障碍的人有所帮助。一些研究表明：褪黑色素如果在特定的时间作为辅助药品使用，或许有助于调整日常生活节奏，从而帮助消除时差效应，解决睡眠障碍。

四、因人而异的睡眠时长

不同年龄阶段的人所需要的睡眠时间是不一样的。婴儿时期，一半以上的时间都在睡觉；青春期，睡10个小时就够了；成年后，你发现8个小时似乎最适宜。以上是基本的统计数据，而有一部分人并不需要这么多的睡眠时间，如撒切尔夫人每天只睡4个小时，拿破仑6个小时，爱迪生3个小时。

21世纪,人们平均每晚的睡眠时间大约是7个半小时,比20世纪20年代的人少了90分钟。

经过研究者的长期研究,得出了不同年龄段所适宜的睡眠时间:

新生儿:20~22小时

2月婴儿:18~20小时

1岁:15小时

2岁:14小时

3~4岁:13小时

5~7岁:12小时

8~12岁:10小时

13~18岁:9小时

成年人:7~8小时

60~70岁:9小时

70~90岁:10小时

90岁以上:不宜少于10小时

每天应保持8小时的睡眠时间,似乎已经是许多成年人根深蒂固的观念并努力去实施,但美国和日本的几项研究表明,一晚只睡7小时的人可能是最为长寿的。这个结论源于三项大规模的调查。这一结果已经发表在美国《睡眠》杂志上。根据这些研究成果,研究者认为,为了长寿,每天睡7小时最为健康。

也许"7小时睡眠"也不一定最科学,但却可以打破"8小时睡眠"的思维定势。其实,到底是"8小时睡眠"还是"7小时睡眠"并不很重要,重要的是,经过了一夜的睡眠,第二天你是否精力充沛!

我们每天需要多少睡眠时间,这主要与每个人睡觉后第二天的精力是否充沛有关。每个人所需要的睡眠时间因人而异,并且与每个人的遗传因素有关。正如世界上没有两片一模一样的树叶一样,也没有基因完全相同的生物——除非克隆生物。正所谓,你的睡眠你做主。

【阅读】

我们不是"百灵鸟"

20世纪90年代，德国一些拥有特殊睡眠习惯的人和一些天生的贪睡者成立了一个协会，该协会以表示时差的物理学概念"delta-t"命名。他们自称为"亚正常人群"，他们的目标是帮助所有晚起者，这些人与早起者的"正常"睡眠习惯格格不入，而是习惯于自己独特的"亚正常"生活。他们的信条是："我们既不是混子，也不是懒虫。我们只是在睡觉时间上有些错位，还有些人睡得比一般人略长一些。"（摘自1994年9月9日《法兰克福评论报》）君特·海因里希·沃克公开承认自己是一个贪睡者，他在接受报纸采访时表示，希望能够得到那些"百灵鸟"们的宽容。早在上小学的时候，在睡眠方面，他就遇到了很大问题。前三节课，他虽然坐在教室里，但脑子却总是昏昏沉沉的。相反，到了夜里，他却格外清醒，学习效率很高，他是典型的"猫头鹰"。

五、怎样判断睡眠质量的好坏

衡量一个人睡眠质量的好坏，从目前有关资料介绍的情况来看，应该从睡眠的深度去考虑。科学家们对睡眠的深度曾做过许多研究，发现在人们的两个睡眠时相中，慢波睡眠中的中睡与深睡的时间是决定睡眠好坏的重要标志，中睡、深睡时最有利于人们获得充分休息和全身功能的恢复。

而根据体内各种生物化学物质指标测定，快波睡眠的长短也有重要关系。因此在整个睡眠中，快波睡眠时间所占的比重也是重要的标志。研究发现：在人们的睡眠中，快波睡眠时间的比例，新生儿占

50%，婴幼儿为 40%，儿童为 18.5%~25%，青少年为 20%，成年人应占 18.9%~22%，老年人为 13.8%~15%。曾经有人做过实验，当志愿受试者在入睡后一出现快波睡眠迹象时（用脑电图、眼震图及肌电图等仪器进行观测），立即将其唤醒即剥夺做梦，一连数晚，受试者便会出现焦虑不安、注意力不能集中及易激怒等现象，与持续不眠的情况很相似。试验中止，让其恢复原来的正常睡眠后，这些现象就消失了。日本的生理学家长崎弘明博士做了很有意义的实验：他用两组同龄的小白鼠做试验，对一组的小白鼠，每隔 15 秒钟电击一次，每天连续 20 小时；而另一组小白鼠则不受电击，让其安静地在优良的环境里生长，结果发现：不受电击的小白鼠的快波睡眠时长比受电击的那组平均多 20%，其生命期限也多 2.6 倍（不受电击的平均寿命为 21 个月，而受电击的只有 8 个月）。

人的身体状况和精神状态都与睡眠有关系，睡眠质量好的标志：入睡快，在 10 分钟左右入睡；睡眠深，呼吸深长而不易惊醒；无起夜或很少起夜，无惊梦现象，醒后很快忘记梦境；睡得香甜、安稳；起床快，早晨起床后精神好；白天头脑清晰，工作效率高，不困倦。睡眠质量不佳的标志：睡眠时间虽然保持在一定水平上，但深睡眠的时间大大缩短，表明睡眠质量不够高；入睡时间长，是睡眠质量下降的信号，应加以调整；在睡眠中易醒，且长时间不易入睡；睡梦中爱做噩梦，易惊醒；早晨醒后，不想起床，感到没有睡醒或浑身乏力；白天无精打采，精力不集中，还有困倦感；嗜睡，睡了还想睡，比正常睡眠时间多许多。

【阅读】

为何有时午觉会越睡越困

有些人会感到，每天午睡醒来后反倒更加疲倦和不舒服。不是说午睡能使人恢复精力吗？这是怎么回事呢？那是因为，午睡的时间也是有讲究的。

午睡时间不宜过长，健康的午睡睡眠时间以15~30分钟为宜。午睡时间若超过30分钟，身体便会进入不易睡醒的深睡期，大脑中枢神经会加深抑制，体内新陈代谢逐渐减弱。如果中途醒来，就会由于未能完成整个睡眠周期，而感到更加疲倦，还会导致头疼及其他不适症状。

当午睡时间已超过半小时，建议延长到1~1.5个小时，以完成整个睡眠周期，才不会使身体感到疲惫。这种较长时间的午睡只适用于补充前晚的睡眠不足，日常的午睡还是以不超过30分钟为宜，否则就容易影响晚上的正常睡眠。

午睡一旦养成习惯，也要持之以恒，每天定时定量，因为午睡不规律也会扰乱生物钟，不但对健康没有帮助，还会影响晚上的睡眠。午睡最好的时间就是在一天活动时间的中间。即使中午不觉得困，也可以稍作休息。

第二节 睡眠的意义

一、睡眠是健康的基础

如果晚上没有睡好,白天就会感觉很疲倦,易怒,焦虑不安,精神难以集中,反应迟钝,就像被冰冻了一样。如果不解决睡眠问题,健康状况就会不断下降,而且性格也会变得抑郁、易怒。

慢波睡眠是促进生长、消除疲劳和恢复体力的主要阶段。此期生长激素分泌明显增加,尤其是第四阶段深睡睡眠,达到个体 24 小时最高点。推测慢波睡眠与人的生长发育有关,可提高人体免疫力,促进全身细胞的新陈代谢,恢复体力。有证据表明,慢波睡眠是大脑相对原始的静息状态,而快波睡眠则是大脑高度进化的主动功能状态,此期脑内蛋白质合成增加。推测快波睡眠与幼年动物神经系统的成熟有关,并有利于建立新的突触联系,促进和巩固记忆活动,恢复精力。由于慢波睡眠在前半夜的比例较高,快波睡眠在后半夜的比例较高,故有"前半夜睡得好,身体好;后半夜睡得好,心情好"的说法。

良好的睡眠是健康的基础。总的来说,良好的睡眠有以下几个方面的作用:

1. 消除疲劳,恢复体力

睡眠在生理方面一般表现为:嗅、视、听等感觉功能暂时减退;骨骼肌反射运动和肌紧张减弱;伴有一系列自主神经功能的改变,如血压下降、心率减慢、瞳孔缩小、尿量减少、体温下降、代谢率、呼吸变慢、胃液分泌增多而唾液分泌减少、发汗功能增强等。睡眠不仅可以消除疲劳,而且在睡眠过程中身体必要的物质又重新获得补充,以保证人体有足够的精力进行活动和工作。所以说,睡眠是消除身体疲劳的主要方式，睡眠不足者，很容易感到疲乏、无力、体力不支。

2. 养护大脑，恢复精力

睡眠是大脑的暂时性休息过程，是一种保护性抑制。脑科学研究显示，睡眠不仅仅是身体活动的停止，更是维持高度生理功能的适应行为和生物防御技术所必需的状态。拥有良好的睡眠，觉醒时才能高度发挥大脑的信息处理功能。睡眠不足者，表现为烦躁、激动或精神萎靡，注意力涣散，记忆力减退等；研究发现，连续睡眠剥夺严重者会导致幻觉。而睡眠充足者，精力充沛，思维敏捷，办事效率高。

3. 增强免疫力，康复机体

人体在正常情况下，能对侵入的各种抗原物质产生抗体，并通过免疫反应将其清除，保护人体健康。睡眠使人体的免疫系统在睡眠过程中得到某种程度的修正和加强，睡眠最深的时候，也是身体内免疫物质释放增多的时候，能提高免疫力，使身体防病、抗病及康复的能力增强。睡眠不好的人，容易患病。

4. 促进生长发育

睡眠与儿童生长发育密切相关，婴幼儿在出生后相当长的时间内，大脑继续发育，这个过程离不开睡眠；且儿童的生长速度在睡眠状态下增快，因为睡眠中血浆内生长激素可以连续数小时维持在较高水平。研究表明：痴呆儿童的快波睡眠时间比同龄的正常儿童要少，老年性痴呆病人快波睡眠明显减少，所以应保证儿童充足的睡眠，以保证其生长发育。

5. 延缓衰老，促进长寿

近年来，许多调查研究资料均表明，健康长寿的老年人均有一个良好而正常的睡眠。人的生命好似一个燃烧的火焰，而有规律燃烧则生命持久；若忽高忽低燃烧则使时间缩短，使人早夭。睡眠时间恰似火焰燃烧最小的程度，因此能延缓衰老，保证生命的长久。

6. 保护心理健康

睡眠对于保护人的心理健康与维护人的正常心理活动都是很重要

的。因为短时间的睡眠不佳，就会出现注意力涣散的状况；而长时间睡眠不佳者很容易出现焦虑、抑郁等情绪，甚至发展成焦虑症、抑郁症。

7. 有利于护肤美容

觉醒状态下，促进生长的因子分泌较少；进入慢波睡眠后，促生长因子分泌明显升高。在促生长因子的作用下，生长激素大量分泌，促进皮肤毛细血管的循环，使面部皮肤细胞新陈代谢加快，保持皮肤红润、有光泽，能起到美容养颜的作用。

二、在睡眠中学习

记忆，是我们每个人每天都在进行着的一种生理和心理活动。睡觉时也能记忆、学习吗？

一项最新研究显示，在入睡前学习的单词，会在睡眠中被大脑有关部位强化记忆，醒后反而比刚学完时记得更清楚。英国约克大学等机构研究人员在《神经科学杂志》上报告说，他们请两组志愿者学习一些研究人员自行发明的新单词。其中一组志愿者晚上学习，学完后立即测试他们的记忆效果，然后让他们在实验室入睡，次日早上醒来后再次进行测试，结果发现早上的测试结果比刚学完时还要好。另一组志愿者则早上学习，经过同样的时间间隔后在晚上测试，则没有这种记忆增强的效果。

研究人员还监测了第一组志愿者在睡眠中的脑电波变化，结果发现出现"睡眠梭形波"更多的人，睡眠中记忆增强的效果更好。"睡眠梭形波"是睡眠中会不时出现的一种脑电波形式，它的出现反映了大脑各部位之间正在传递信息。因此，出现"睡眠梭形波"更多的人，大脑在睡眠中将新单词整合进原有知识储备中的力度更大。

因为睡觉时不会发生后摄抑制，睡眠的各个阶段对促进记忆巩固起着积极的作用。其中的一个阶段就是快波睡眠。在这个阶段，人会做梦，在梦中，人的眼睛无意识地在眼皮下面转动，而这时大脑则有快速、频繁的电波通过。人们认为，这种电波的作用是神经线路畅通的"润滑剂"：它作用于尚处于不稳定状态的线路（短期记忆取决于这种线路），并能将这种线路转变为更为稳定的线路，这是由于形成了新的突触。快波睡眠与记忆之间的关系已由对小白鼠的实验得到了证实；如果不让小白鼠有这种睡眠，那么它就会把实验前刚刚有的经历忘掉。还有一个例子就是抗抑郁症的药物，它能减少快波睡眠的数量，从而对记忆造成负面的影响。

　　睡眠可以提高人的创造力和学习能力。良好的睡眠能够使人保持清醒的头脑，这是提高效率、取得好成绩的先决条件。它比把书本放到枕头底下的形式主义做法，或在考试前夕通宵苦读，效果要好得多。另外，下午一般是人一天当中状态最低迷的时候，这时候，最好的办法是小睡一会儿。如今，打盹儿的英文说法——"Power-Nap"已经成为一个广为人知的流行词，它的本意是"加油"，用在这里非常贴切。人们常常把睡眠称为增强记忆力的灵丹妙药，科学研究已经证明，睡眠的确是巩固人的记忆力、并对记忆力进行整理分类的过程。

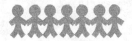

第二章

认 识 梦

自古以来，人类便为破译梦的起源和意义费尽心机。原始社会的人认为梦犹如他们生活中的一件必需品，梦到被蛇咬的北美洲印第安人，会立即醒来为自己疗伤。有些部落相信，梦源于灵魂，睡眠时灵魂脱离肉体漫游世界，醒来时再被召回，因此，严禁突然唤醒熟睡者，他们担心这样会使灵魂不再回到他的肉身。无论苏美尔人、巴比伦人，还是希腊人，在他们的古代宗教信仰中，都认为梦是神和人之间的通讯工具，梦是预报和理解神的意图和要求的手段。到了20世纪，弗洛伊德的精神分析对研究梦的意义起了重大作用。病人躺在精神病医生的长沙发上讲述他的梦，根据弗洛伊德的说法，病人所讲述的只是梦的潜在内容的外壳，只有通过精神分析才能将其本质揭开。

第一节 梦是什么

一、梦是睡眠中的一种心理活动

对于做梦，每个人都不陌生，人不做梦是不可能的，因为它是一种睡眠状态。对梦的研究和解释从很久以前就开始了，但是很多说法都与封建迷信联系在一起，把梦当成是上天给人传递的信息或者寓言，或者把梦解释成凶兆或吉兆，这些都是没有科学依据的。随着现代心理学的发展，人类对梦这一现象有了更加深入的了解。那么梦到底是什么呢？它又来自何方呢？

做梦是一种心理现象。每个人睡觉都会做梦，据研究表明，高等动物睡眠都会做梦，如猫、狗等，低等动物则不会做梦。人的睡眠中 $1/3 \sim 1/4$ 的时间均在梦中度过，梦大都在快波睡眠时出现。

人为什么要做梦，至今仍未研究清楚，有学者设想在快波睡眠期，可能是大脑在整理输送及储存所接收的信号，即将清醒时所接收的各种信号、所学到的各种知识，分门别类地输送到大脑皮层的各个相关区域，并将它储存起来。

著名生理学家巴甫洛夫对梦有不同的看法，他认为睡眠是脑，特别是大脑皮层功能的抑制状态，而梦是大脑皮层个别部分的兴奋状态。由于它是大脑皮层个别部分的兴奋，与大脑皮层其他部分均无联系，因此杂乱无章，内容离奇，互不联系，毫无规律可循。但梦的整个内容，若将它一小部分、一小部分地分开来看，则每一小部分都是做梦者所经历过的事情。例如某人在梦中见到青面獠牙的鬼，当然他以往没见过，这世界上并不存在鬼，但他听说过鬼，见过寺庙中的泥鬼，见过戏剧中演员扮的鬼等，七拼八凑地就形成了他梦中的鬼。此外,用巴氏学说解释睡瘫和梦游也颇近情理。

精神分析学家弗洛伊德则有其另外的看法,他认为梦中的内容是有逻辑性的。梦是欲望的满足,分析梦可了解人的心理状态。他的学说仍为经典的心理分析学派所遵循。

中国古代医学认为梦是身体的状态或病变的反映。如果梦见白物、刀枪,可能是肺有病变;梦见溺水则是肾有病变;梦见大火烤人则是心脏有病变……这种看法也同样存在于现代,现代的说法是:当身体有轻微的不适,醒时人没有注意到,梦中就会梦见相应的内容。例如,心区微痛就会梦见被人用刀刺中心脏。

所谓"日有所思,夜有所梦"的观点认为梦是思想、情感、愿望等的表达。因此,我们如果白天一直想着某一件事,就会梦见这件事。如果我们盼望富有,也就会梦见成为富贵的人。如果想念某个朋友,就会梦见他。反过来,如果我们恐惧、担心什么,也就会梦见可怕的事物。

经过临床观察和治疗实践发现,人体内部各个器官的功能发生变化时,必然会影响到梦境内容的变化,如有消化不良的人,身体内某些部位疼痛、发热等,就经常会做重复出现的梦、噩梦等;在睡眠过程中,当膀胱过度充盈时,做梦者会做在梦中到处找厕所或者处于与水相关的梦境。

做梦也是一种生理现象,是睡眠过程的必由阶段,只要入睡就可出现。但是如果每天闭上眼就是梦,而且常做可怕的梦,甚至常被吓醒,或被吓出一身冷汗,则是病态,应该找心理医生咨询和治疗。

二、梦境产生的根源

梦境的产生和变化首先取决于人的生命活动,它是人类机体新陈代谢的一种表达方式。人们对梦境的感知,首先取决于人的身体内部的各种状态,如生理功能变化、心理状态变化、情绪变化、体内各种器官功能的变化等。

从人体的生理功能来看，人每晚都有 4~5 次快波睡眠，也就说有 4~5 次了解自己梦境的机会。睡眠实验已经明确在快波睡眠阶段，人们能够记住和描述自己的梦境，有的人说自己每个晚上都在做梦，而且对自己的梦境历历在目；有的人声称从来没有做过梦；绝大多数人有关于梦境的回忆，平均每个星期能够回忆一两个梦。而且对于做梦者来说，多数是一些奇怪的梦、噩梦、会引起做梦者心绪困扰的梦。至于表现为日常生活琐事的梦，由于做梦者的"熟视无睹"而绝大多数被忘记了，梦是极容易淡忘的。

有关心理状态和情绪变化与梦境的关系存在以下几种情况：有的人对睡眠非常重视，他们认为睡眠是非常重要的，睡眠少会影响一个人的精神状态，身体会出现疲劳，会生病。在日常生活中，许多心理障碍者或精神异常者都有睡眠少的现象，因此，在他们的脑子里只存有一个想法，"非睡不可，多睡为佳"。具有这类观念的人，在日常生活中常常表现为性格比较内向，待人处事敏感、多疑、羞怯，他们对自己的所作所为往往自信不足，不相信自己也不相信别人，烦恼多多。他们在平时睡眠比较多，比较长，每夜的睡眠时间在 9 小时以上。实验研究发现，这种人的快波睡眠比正常人要多一倍，自然梦也明显增多。

与此相对应的是一些强脑力劳动者，他们多数也存在着精神紧张、烦恼和抑郁的精神状态，睡眠量也明显增多，并且增加的主要是快波睡眠，相应的梦境当然也会多起来。在现实生活中，即便是那些活泼可爱的青少年，一旦遇到某些挫折或不如意的事，也会蒙头大睡，由于睡眠时间增加，自然乱梦频频。具有内向性格的人，往往对内在感受过分留意，睡眠比较警醒，常常在快波睡眠期觉醒，所以回忆起的梦境比一般人多。

还有一种短睡眠者，在日常生活中，他们总是精力充沛，雄心勃勃，积极进取和自信心强烈，对自己的生活、工作和能力都比较满意，是注重行动的人，一旦打定主意便不再左思右想，马上去做。他们的睡眠时间相对要短一些，每夜睡眠时间为短于 6 小时的恒定睡眠模式，梦境相对比较少一些。

一些强体力劳动者和体育工作者，每夜为 7~8 小时的睡眠时间，当他们面临困难问题时，不做过多的思虑，也不会陷入到烦恼和抑郁之中，能够面对困难，积极行动，解决问题。即使需要睡眠，增加的也仅仅是慢波睡眠，所以他们的睡眠很踏实，梦很少。一般人如果感觉万事顺利、心情舒畅、很少烦恼时，睡眠即使减少了，也不容易出现疲劳，终日处于一种精神饱满的状态。

三、梦和记忆

弗洛伊德认为，记忆在梦的构造过程中也赋予梦以感情动机，诱发做梦并产生感觉的事件在做梦者睡觉以前就已经发生，而在入睡后它又不断强化，并且把记忆中类似的东西都聚集起来，以便为梦提供素材。

睡前事件对相关记忆的激活作用很明显。这也就可以解释为什么一个晚上所做的多个梦都可以有同样的连续性的主题，而且深受同样内容的梦的困扰可以持续到第二天。睡前事件能使记忆复苏，刺激记忆合成，并且把它们带给意识，但是这些都发生在潜意识层面，不能被人所感知，无论一个人是否能够分析到，这一过程对于自我认知的发展都具有微妙但是非凡的意义。

梦研究的先驱赫尔维·德·圣丹尼斯认为，梦来源于记忆中所储存的陈词滥调（可套用的记忆），一旦它们与日常活动联系起来就会形成梦。或者换一种比喻，晚上的大脑负责一种行政性的工作，那么最近的经验就会被大脑分门别类按照一定的标准放进适当的文件夹内，以使所有的相关信息能够被放进一个适当大小的文件夹中去。对于特定的梦者来说，真正的梦的工作就是根据前一天收到的指示来对自己的行动指令进行修改，这时大脑像日间任何时刻一样忙碌。

梦的工作是一种比较和模拟的过程，梦会回忆起过去发生的事情,并找到它与现在正在发生的事情的相似之处。梦不能限制自己把新文件叠加在旧文件上,而只能在现有的文件基础上进行集中和整合。此外,梦中的大脑还具有横向和发散性思维,即它可以只看到文件的标题就判断出哪些内容属于同类——而这些文件在清醒的时候是永远不会被检索到的。

四、梦可以开启智慧之门

有人认为"梦可能反映需要",梦有创造价值。如德国化学家奥古斯特·克库勒很长时间搞不清苯的化学结构,有一天他疲劳了,靠在暖炉前打盹,脑子里幻化出各种图形,其中一个图形是六条蛇互相咬住尾巴呈现出一环状。他吃了一惊,醒来之后很快就画出了苯环的结构式。意大利作曲家塔鲁台尼梦见自己将灵魂卖给了魔鬼,并将自己的小提琴递给了魔鬼,于是魔鬼演奏出了一支极其美妙的乐曲,醒后他将梦中的音乐加以回忆,终于写出了那首著名的小提琴奏鸣曲《恶魔的颤音》。

克库勒和塔鲁台尼的故事是否具有夸张的成分,现在当然无从考证。但据英国剑桥大学对卓有成效的科学家们做过的一次调查可知,被调查的科学家中70%承认他们曾在梦中得到过启示。除了科学家能得到梦的启示之外,艺术家从梦中得到灵感和启发的故事更多。心理学家对此做过很多的探索和研究,研究提示,破坏快波睡眠会引起近期记忆障碍。在快波睡眠段,脑活动与记忆有关,也可能和创造力有关。一般认为,梦能开启智慧之门的故事大多数发生在科学家、艺术家、企业家等有成就的人身上。这部分人本身的知识结构、科学实践能力及应对问题的能力都是很强的,他们为了解决某一问题,有过不少的幻想,也有过不少的研究,许多白天思考的素材可能往往留存在潜意识中,一旦入睡后,梦中潜意识的素材可能升华至意识中,使人获得意想不到的"灵感",使事物出现从量变到质变的一次飞跃。

【阅读】

你的梦能预见未来吗①

20世纪60年代,南威尔士的艾伯凡小镇遭遇泥石流,学校顷刻间被厚达十米的泥浆吞噬了,十多间教室被掩埋。这场悲剧共造成139名学生和5名教师死亡。

山体滑坡后的第二天,精神病学家约翰·巴克考察了艾伯凡小镇,他想知道在这样一场惨痛的悲剧发生之前,人们有没有预感。事后,约翰·巴克收到60多封函件,其中半数人说自己在梦中预见过这场灾难的发生。

其中一对夫妇的经历让人印象深刻,他们十岁的孩子在这场灾难中丧命。事情发生的前一天,有个小女孩对他们提起她梦见自己想上学,但是"学校没有了,黑糊糊的东西把学校给掩埋了";另外,一位来自斯德卡普的女士说,山体滑坡前一个星期,她梦见一群孩子因煤矿崩塌被掩埋。

遇见自己梦境中发生过的事情是很常见的。最近的调查研究表明,大约有1/3的人在生活中的某一个时刻会遇见梦中的场景。

如何解释这些不寻常的事件呢?人们能否真的有幸一瞥未来?在开始之前,让我们先来快速做一个记忆测试,请看看下边的词语,尽量都记下来。

台灯　岩石　苹果　蠕虫　时钟

婴儿　马匹　宝剑　飞鸟　书桌

记好了吗?我们稍后再回到这个测试。

---

① [英]理查德·怀斯曼. 你的梦能预见未来吗. 青年文摘. 蒋涛译, 2012(4).

研究人员发现，人们每晚会做四次梦，平均90分钟一次，每次持续时间大约5~25分钟，而且是前面的梦程短，越往后越长，每天清晨醒来后会忘掉大多数梦境，只留下一点轻微模糊的印象。但是也有例外，如果做梦的时候被叫醒，比如，被清晨的闹钟叫醒，或是夜里睡眠的时候受到干扰，梦境就会给你留下相对深刻的印象，你可能会记得梦的梗概，或是梦中某些特别的场景。除非真的是很惊人的梦，不然你一般都会很快忘记。然而，有一个特别的梦境设定，可以大大提高你记住梦境的概率。

好，现在请你试试看，能不能回忆起刚才的十个词语。下边有五个相关的词，希望能给你一点提示。

光线　水果　时间　跳跃　翅膀

请拿出一张纸，将你能回忆起的词语，写在上面。

怎么样，你记住了几个？我估计你最有可能记住的词语是：台灯、苹果、时钟、马匹和飞鸟。理由很简单，因为刚刚你看到的相关词里有"光线、水果、时间、跳跃、翅膀"，它们起到了提示作用。之前你看到的十个词潜入了你的下意识里，只要有稍许的线索，你就能回忆起，同样的原理也适用于你的梦境。在你醒着的时候，发生的某件事很有可能会作为线索让你想起自己的梦境。为了探寻这个效应和梦境预言的关系，让我们想象连续三个晚上做了不同的梦。

第一天，累了一天之后上床休息，闭上双眼，渐渐失去知觉，整个夜晚你会完成睡眠的各个阶段，做若干个梦。7点10分的时候，你的大脑开始频繁活动。在接下来的20分钟里，你会发现自己在参观一家冰激凌工厂，突然掉进草莓冰激凌中，你试图吃出一条路来，这时闹钟响了，你醒来，脑子里残留的印象是工厂和草莓冰激凌。

第二天，你上床就寝，凌晨两点做了一个噩梦，梦到自己沿着乡间小路开着车，突然摇滚明星埃里克·查格斯出现了，他跳进车子的前座，你们轻松交谈；突然马路上跳出一只紫色大青蛙，为了躲避青蛙，你急转方向盘，偏离道路后撞上一棵树。然而，你的猫今夜有些不安分，它跳上床把你从梦中叫醒，记忆中恍惚残留着埃里克·查格斯、紫色大青蛙、路灯电线杆和没有到来的死亡。

第三天晚上，凌晨4点，你做了一个超现实的梦，情节是你被迫为电影《查理和巧克力工厂》里的小矮人角色试镜，可之后你却发现演出时的橙色化妆品和绿色染发剂都是永久性的，无法从身上抹掉。这时你突然从梦中惊醒，情绪紧张，仍然记得试镜的情形。慢慢地，你又睡着了。可早上醒来打开收音机，新闻让你大吃一惊——埃里克·查格斯昨天下午死于车祸！

据报道，查格斯在市内驾车时为了躲避另外一辆突然逆行的车辆，与电线杆相撞。就像"时间"和"跳跃"两个词帮你想起"时钟"和"马匹"这两个词一样，这则新闻报道在这里也起到触发器的作用，关于车祸的梦境一下子就回到了你的脑海。与此同时，冰激凌工厂的梦和为电影试镜的梦就逐渐被遗忘了。就这样，当梦境中的场景和现实世界有了联系，你就会逐渐相信自己有了预言未来的能力。

至此，事情还没有完，因为一旦你开始相信自己的梦能够预测未来，那么你大脑中某个"唯恐事情不够灵异神奇"的部分就会运作起来。在现实中，埃里克·查格斯驾车穿越的不是乡间公路，也没有撞到树上，车祸与紫色大青蛙无关。可你的大脑会立刻想到，现实中的城区公路和梦中的乡间公路相似、现实中的路灯电线杆和梦中的树木相似，至于紫色的大青蛙，它可能是逆向掉头车辆的象征。如果相信自己的梦和刚刚车祸身亡的查格斯先生有某种超自然的关联，只要是想象力不太坏，你都可以找到种种解释。

但是，我们还可以假设你第二天早上没有听到报道查格斯遇难的事情；相反，在超市里，你恰巧品尝了草莓冰激凌样品，非常好吃。这时你可能会全然遗忘有关查格斯和试镜的梦，转而和家人大谈梦到草莓冰激凌。我们还可以想象，几天后你就职的公司提拔了你，而你的新岗位需要穿着耀眼花哨的服装，为电影试镜的梦反而在脑海里渐渐清晰起来。

总之，做的梦大部分和遇到的事情无关，所以遗忘得非常快，但是，一旦某一件事与梦境相关联了，或者说你梦中的事在现实中发生了，你就会很快记起这个梦来，而且还会说服自己这个梦预测了未来。事实上，这一切都不过是概率问题，纯属巧合。

大多数预言都和厄运相关，人们往往会声称预见战争、参加密友的葬礼、飞机坠落等相关场景，很少有人预见某人在婚礼上喜不自胜，或是，由于工作升迁高兴。睡眠科学家发现，大约80%的梦境都集中到了负面事件上面。正因如此，坏消息触发梦境记忆的可能性要比好消息大很多，这也就是为什么许多梦境预言的都是死亡或灾难。

第二节 梦与睡眠

很多人会讲述自己的一些有趣的梦境:"我昨晚做了一个梦,没把我乐死,我梦见自己中了大奖,好几百万呢!我一辈子没见过那么多钱,堆得满屋子都是,数都数不过来,哈哈!醒来发现原来只是场梦,让我空喜一场!"有人会这样讲述:"我昨晚做的梦才吓人呢!你猜怎么着?我居然变成了古代的侠客,还会武功呢,说飞就飞。后来居然有一帮黑衣人把我围住,要杀死我,我边打边跑,还受了伤,差点死在乱刀之下!"

不管你是否意识到你曾在梦境中度过,你每天晚上都会在4~5个梦境中进进出出;不管你是否愿意,就像是日落天黑一样,你仍然要回到今夜的梦中。有研究认为,做梦,就像在黑夜里,我们虽然认为一团漆黑,其实则不然,因为月亮,也会给漆黑的夜晚带来一片光明,这些时隐时现的光亮,不正如夜晚的梦境一样吗?在这隐约的夜晚,借着皎洁的月光,遥望远方,你一定会发现有一片模糊不清、时隐时现的景象,这与我们在梦中的观望是否有同样的感受呢?

做梦是必需的。做梦作为精神节律中的松弛节拍和睡眠之作为生理节律中的松弛节拍大体上同步而共谐,有助于调节人体的生理节律。它在人的生物本能的基础上,在起到夜间警戒点的作用的前提下,逐渐演化为人类精神活动的一部分。这种演化的结果,我们认为是人的大脑越来越发达的一种反映。这正是人类之所以能够超越生物本能的特性与反映。由此看来,做梦不仅是必需的,而且可能还是人类不断发展的重要组成部分。

有一位哲人说过:爱情和健康,当人们失去它们时才感到它们的珍贵。同样道理,梦,当它存在时,我们似乎倒不觉得它对我们的作用，可是，一旦梦被剥夺，人就会出现许多不适的感觉。科学家们在研究梦的作用和意义时，做了梦剥夺的相关实验，实验结果表明，不让人做梦，不仅影响人的脑功能恢复，不利于中枢神经的生长发育，同时还扰乱了人在梦中的警戒状态，破坏了人的精神系统平衡的调节过程，会对人类发达的大脑功能与创造潜力造成损害。正如《梦与人生》一书研究认为的那样：梦对睡眠的影响，其实是一种生理的自然与外界的对抗；只有控制一些生理的本能动作或反映，才能使梦与睡眠积极配合，有益于个体的健康。

一、黑白梦 VS 彩色梦

如果仔细回忆过去做过的梦，你就会发现完全忽视了这个问题——对于梦中的世界是黑白的还是彩色的毫无印象，或者模棱两可。人们的梦境往往可以分为两种，一种是彩色画面的梦，一种是黑白图像的梦。彩色的梦通常与梦境中出现的生机勃勃的大自然有关；黑白图像的梦则与学习、工作和日常生活有关。

德国睡眠专家施莱德认为，人们不能确定梦的颜色是因为人们首先注意了梦的情节，而忽视了梦的色彩。当色彩成为梦中的情节的重要部分时，人们就回忆出梦的颜色了。施莱德还举例说明了他的观点，那些整天和颜色打交道的艺术系的学生们大多对他们的梦有着更强烈的色彩意识。

还有研究认为梦境的颜色与媒体有关，从前人们看黑白电视，所以大多做黑白梦。20世纪50年代绝大部分的受访者表示，从未或几乎很少做彩色的梦，值得注意的是，20世纪50年代正是黑白电视的黄金时代，可是在那个时期之前或之后的调查记录显示，人们有彩色缤纷的梦境。

据称，人们清醒时对颜色的感觉是流动的，只有视网膜中央的部分能感觉到颜色，当眼睛的功能完成后，再通过大脑的记忆和臆测功能来填充其中的空白，而做梦梦见颜色同人们用眼睛看见颜色的情形类似，梦境的绚丽色彩是靠"脑补"。

二、梦游、梦话、夜惊和噩梦

梦游就是睡眠中自己下床行动，而后再回床上继续睡眠的特异现象。虽说这种现象叫"梦游"，但它与"梦"无关。根据脑波图的记录，梦游时患者的脑波，正显示在睡眠的阶段三和阶段四——熟睡的阶段。熟睡阶段是不可能做梦的，所以，梦游被称作"睡中行走"更符合事实。梦游者多为年龄在6~12岁的儿童。梦游不是严重病态，与情绪困扰也无关，多数到成年后就会好。梦游者下床后行动时，仍在熟睡状态，睡醒后对自己夜间的行动一无所知。

说梦话也叫梦呓。很多人都有这种情况，入睡后常常做梦，并且在睡眠中说话、唱歌或苦笑，有的说梦话是连贯的言语，或成段的诉说，个别人说梦话时别人插话他能与人对答；有的说梦话发音不清晰，或仅是不成文的只言片语。梦呓可以出现在睡眠的任何时期。说梦话的部分内容往往与平时思维相仿，多为白天所想的事情，经常梦呓多见于儿童神经症和神经功能不稳定者，梦呓多有素质性倾向。引起说梦话的原因很多，很大可能是压力过大、精神紧张诱发。因此，经常说梦话的人一定要加强锻炼，同时更要注意休息，调节工作、生活所带来的压力。说梦话也可能是神经衰弱的表现，只需调整一番自己的生活节奏，缓解一下压力，调理营养，适当增加一些锻炼，情况会慢慢好转。

夜惊又称睡惊。患者睡眠中突然坐起，一声尖叫，伴有神经征象，如心跳加快、呼吸加快、大汗淋漓。有强烈的恐惧、焦虑感和窒息感，偶然有幻觉，如见鬼一般。每次发作约一两分钟，早上醒后一般无所记忆。儿童多见，大多数在长大后自愈。成年患病者常有焦虑症，或者可能存在未查明的内脏疾病。

梦魇也就是俗称的做噩梦。噩梦在人们的梦中常常出现，它对于意识来说，是非常必需也是非常必要的补偿型梦，因为它们通常是警告性的。

如果人们错误地评估或者放任他们的感官，噩梦就会一直存在。如果有人正在做极其恶劣的应该受谴责的或社会所不能接受的事情，他也会有噩梦存在。噩梦是无意识的一种表达方式，它意味着人们的心理和生理平衡正在受到破坏。如果我们坚持继续我们的负面行为，那噩梦将会变得更糟，而且，无意识也将会寻找一种方式，要么校正我们的行为，要么摧毁和破坏我们的人格。

三、性梦

《红楼梦》第五回"游幻境指迷十二钗，饮仙醪曲演红楼梦"有段描述：贾宝玉在秦可卿房中恍惚睡去，做了一个神游太虚幻境的梦。梦中"犹似秦氏在前，遂悠悠荡荡，随了秦氏，至一所在。但见朱栏白石，绿树清溪，真是人迹希逢，飞尘不到。宝玉在梦中欢喜"，在警幻仙姑的指示下翻阅了金陵十二钗的"正册"、"副册"、"又副册"。最后，被警幻仙子引进一"香闺绣阁"中，里面坐着一女子，既似黛玉又似宝钗，"乳名兼美字可卿"，并跟宝玉说可与她"今夕良辰，即可成婚"，警幻仙子又"私授以云雨之事"。"那宝玉恍恍惚惚，依警幻所嘱之言，未免有儿女之事，难以尽述。至次日，便柔情缱绻，软语温存，与可卿难解难分……"

这就是性梦了。

通常，我们把在睡梦中与异性亲昵的梦称为性梦。有的人在梦中仅发生拥抱、抚爱、亲吻，有的与异性发生性关系，称为梦交。梦交时，与清醒时一样，可出现性快感甚至达到性高潮；男人，可能会伴有遗精（即"梦遗"）；女人醒来后阴道会有湿润的感觉。醒后，性梦者中有的人会有由性兴奋引发的欣慰感，但也有的人因观念的不同而背上道德的"十字架"，感到羞愧或有罪恶感。

心理学家认为，性梦是性生理和性心理正常的标志。它发生的原因从生理方面来讲，是因为人们白天对性欲的自我压抑暂时消失，睡熟之后本能的性欲望得到了释放。从心理上说是一种性欲的变相满足，身边的人，包括亲人，因为与自己最熟悉，所以通常会成为释放性压抑的首选对象。这与伦理无关，都是健康的表现，是性自慰的方式之一。有统计显示，男性在16~30岁，女性在14~40岁，最容易坠入性梦之中，而这两个年龄段的男女被公认为是最不容易得到性满足的人群。

像上面贾宝玉一例是典型的青春期性梦。

青春期的男女随着性生理和性心理的成熟，表现出对异性的向往，有了探求两性奥秘的好奇心。加上性文化的影响，如影视中的性暗示，书刊上的色情故事，裸露较多的女性画，父母之间的亲昵动作等，孩子看在眼里，绝对不可能无动于衷。不过是由于自我控制，平时埋藏在心底没有表达而已。直至熟睡之后，大脑的控制暂时消失，于是性的本能和欲望就自然而然地表露出来了。

性梦是性发育到一定程度的本能表露，属于生理性表现。一项针对250名少男少女的调查显示，高达66%的青春期孩子做过关于性体验的梦。从心理角度讲，性梦对青少年的影响很大，正确认识与对待这一生理现象，对其身心的健康是非常必要的，家长此时即是他们信任的"心理导师"。下面具体介绍一些有关青少年性梦的知识。

（一）**性梦男女有别**

一般说来，男孩子的性梦发生频率较女孩子高，且多发生在青春期（女孩子相对集中于青春后期）。性梦所涉及的对象形形色色，大多数是不认识的，或仅有一面之交的女性。性梦的内容可以情节完整，也可以支离破碎，醒后大多不能回忆其中的细节。男孩子的性梦多与遗精结缘（与精液的充盈程度有关）。有些男孩子在性梦中没有射精，直到醒后才开始这一过程；也有的是在半睡半醒的朦胧状态下发生射精。梦境越是生动逼真，身体获得的快感就越大，醒后也越感到轻松、愉悦。

女孩子的性梦发生频率稍低于男孩子。由于卵巢激素水平的周期性变化，女性在排卵后和月经来潮前一周的性欲需求增强，故这一段时间内性梦较为频发。至于梦境，也不像男孩子那样清晰，但整个过程与男孩子梦遗差不多。多数性梦充满诗情画意，如注视异性朋友，与他们交谈、亲吻、拥抱、追逐、玩耍，随之可出现乳头及阴蒂勃起、阴道分泌物增多、心跳加快、呼吸急促等性兴奋现象。此时如从梦中惊醒，可感觉身体发烫、冒汗，浑身有一种特殊的轻松愉悦之感。与男孩子比较起来，女孩子醒后多能回忆起性梦的内容，从而影响自己的情绪和行为。特别是一些情感脆弱的女孩子，可能在生活中留下痕迹，甚至将梦境当成现实而滋生不良情绪（如羞耻感、罪恶感等），值得关注。

性梦往往神奇怪诞，加上少男少女的生活阅历与经验缺乏，因而会出现种种认识偏差，产生诸如恐惧、紧张、羞愧以及内疚等异常心理，进而影响身心发展与健康。因此，对一些糊涂认识加以澄清大有必要。

（二）梦中"乱伦"

性梦的对象多数为陌生人或仅有一面之交的人，但有时也可能是亲人或亲戚。这是乱伦吗？非也。一来性梦中的性对象是不可能选择的，二来这仅是一个梦，并非现实行为，根本谈不上乱伦。

所以，性梦大多是性刺激留下的痕迹所引起的一种自然表露，遗精是男性性成熟的主要标志，性成熟可能是产生性梦重要的生理原因。男性因为常在性梦中射精，因而烦恼也就要多些。由于无知，他们大多数人都因此或轻或重地影响了正常的学习和生活。

性梦的出现是青春期性成熟的正常的生理心理表现，心理学家将其喻为"安全阀"，性梦不仅可以缓和累积的性张力，还有利于性器官功能的完善。但它毕竟是梦，不要当真，也不要沉湎其中，更不可"移植"到现实中来。总之，既不必竭力去制止，又不要刻意去追求，顺其自然就好。

(三) 哪些性梦有害

性梦若过于频繁，特别是伴有频发梦遗者，则要寻因处置。如男孩子被褥太厚、太重，或被窝过于温暖，及趴睡、膀胱胀满等都可能刺激阴茎勃起，诱发性梦。女孩子则可能因为手淫、内裤过紧摩擦阴部，或泌尿系统发炎等激发性梦。此外，白天强烈的性意识活动，容易在梦中再现。因此，少男少女要集中精力于学业，正确对待性文化，避免影视、网络乃至生活中的性挑逗。同时，积极参加适度的体育活动，使性能量得以合理转移与释放，也有助于减少性梦的发生频率。

四、白日梦

【故事】

俄国著名文学家列夫·托尔斯泰，在14岁时被家庭教师杰罗姆关在仓库里，在那里他做了白日梦。他在自传体小说《少年》里这样描述：

我要做一名骠骑兵，亲临战场。敌人从四面八方向我进袭，我要挥起军刀，斩杀一个又一个，最后身受重伤，精疲力竭地倒下去，并疾呼："大胜利！"将军骑马来问："那个青年在哪里？我军的救主呢？"大家指向我。于是将军拥抱我的颈项，含着充满高兴的眼泪高呼："大胜利！大胜利！"

我逐渐恢复了，已经是个将军了。一次在林荫中散步，出乎意料，皇帝从对面走来，对我说："我感谢你，你不用客气，要什么有什么，尽管说吧，一切都照你的希望办。"我毕恭毕敬地举手敬礼，然后倚着军刀回答："承蒙皇上恩典，请准许我毁灭不共戴天的仇敌杰罗姆……"接着，我便以泰山压顶之势，走到杰罗姆跟前说："你这个奴才，是我不幸的根源，还不给我跪下……"

这就是一个典型的白日梦。白日梦不同于科学幻想和艺术想象，也无助于想象力的发展。它只是使人在胡思乱想中，用一种非现实的方式来实现他在现实生活中所不能达到的欲望，借以得到一种心理上的满足。

所谓白日梦就是指人在清醒的状态下所出现的一系列带有幻想情节的心理活动。这些幻想的情节，就像电影一样在脑海中一幕一幕映过，有的与现实相符，但绝大部分是不现实的，是按自己的需要加以改变的，是对现实的歪曲。

作为白日梦，必须具备三个要素：一是必须有连贯的情节，或为一种叙述的格式。不连贯的偶然现象，不能算是白日梦。二是白日梦的情节必须与自己有密切联系，自己必须是故事的主角。与自己无关的想象，不能算是白日梦。三是必须具有自我满足的功能。从白日梦的内容中可以找出当事人的欲望和人格的某些线索。

白日梦的形成原因包括：

（1）疾病。

（2）工作与生活单调重复、枯燥。

（3）对当前所做事情不感兴趣。

（4）正在从事的活动不需要太多的脑力支持，脑力资源可以释放，形成白日梦，如走路时、因病卧床等。

（5）受到外界因素的干扰，如书籍、影视等；或者一些能引起情绪大幅波动的事情，如批评、受欺负、恋人或家庭成员的矛盾等。

（6）自身修养，如自控能力、注意力集中程度等。对学习、工作、生活的规划能力与白日梦频率成反比。

（7）对社会或生活不满。

（8）药物影响。

从心理学角度看，白日梦对心理健康究竟有哪些积极作用呢？

1. 激发潜能

白日梦的题材多为个人关心的事情，由于不受传统思维形式限制，往往会迸发出意料不到的解决方案。美国心理学家彼特说："想象力是解决问题的钥匙，当人们百思不得其解时，'白日梦'能为你提供答案。"在经典艺术创作过程中，我们也常常见到白日梦的影子，文豪巴尔扎克就常与他小说中的人物对话；作曲家勃拉姆斯也不止一次地说，只有当他冥想时，乐曲才会不间断地从脑海中跳出。

2. 开阔视野，放松心情

现实生活中，我们的言谈举止大都中规中矩，心理学称此现象为"人格面具"。而白日梦往往超越现实，伴有一定的欣快感，让人们的心绪变得更宽广。当人们沉浸其中时，现实世界变得很遥远，我们也不由自主地进入了一种梦幻般的陶醉状态。

3. 改变自己的机会

白日梦能使我们从更广泛的角度审视自己。在清醒意识层面，我们思考问题的方式是抽象的、概括的，观察事物也有选择性。而在白日梦中，我们对内心的体察要细致全面得多。另外，平时由于受自尊、面子的影响，人常常会欺骗自己，但在白日梦中却会直面现实。因此，白日梦可以提供一个全方位看待自己心理、人格的机会。你可以根据白日梦的提示，找到更适合自己的行为方式。但白日梦毕竟不是现实，如果我们把大量时间都用来做白日梦，并以此作为逃避现实的手段，则显然是心理障碍的表现了。所以，我们还应面对现实，把做白日梦作为辅助手段，发挥其积极作用。

在弗洛伊德看来，做梦的又一大特性是梦乃愿望的实现，就此点而言，白日梦简直有过之而无不及，因为白日梦的内容直接受到明显的动机的支配。白日梦里的情境或事件，都是用来满足做白日梦者的某种野心或欲望，包括性欲、情欲、权力欲、野心等。

年轻的男性，大多数有野心的幻想或宣泄占有的欲望，而年轻的女性的野心则集中于恋爱的成功、各种英雄事迹或功业成就等，并以此幻想博得异性的青睐及同性的赞美和爱慕。白日梦可以重复出现，但持续时间并不可能太长。

白日梦虽内容各异，命运不同，但总的来说，逻辑性都很强。有些白日梦经过短暂的时间后便被另一种新的幻想所代替，有些白日梦则就像长篇故事一样，与时并进，仿佛贴上了"日期标签"，随时间而改变，随人生情境而改变，而这些却是梦所鞭长莫及的。

做梦乃睡眠周期的最后一个阶段，几乎处于一种无意识状态，而白日梦并非睡眠的一部分，它经常出现在睡前的迷糊状态，此时健康的白日梦者尚有意识存在，意志仍在支配着幻想的进程；梦境的主人公可以是自己、亲朋、陌生人，甚至是一些乱七八糟的怪物，而白日梦的主角却往往是梦者本身，或直接出现，或暗中以他人作为自己的写照，这些都是二者的区别。

白日梦之所以称为梦，也许是因其和实际情境的关系犹如梦一般，也许是因为其内容也有与梦相似的心理特征，然而名同实不同。白日梦称为梦，确有其牵强之处。白日梦满足愿望的趋势比做梦还要强烈。梦境中的情节通常较为零散、杂乱，跳跃性很大，逻辑性不强，甚至荒诞可笑。

五、只有人会做梦吗

只有人会做梦吗？或者说，除了人以外，还有哪些生物会做梦呢？大部分爬行动物不会做梦；鱼类、两栖动物和无脊动物都不会做梦；鸟类会做梦，不过大多数种类只做短暂的梦；各种哺乳动物，如猫、狗、马等家畜，还有大象、老鼠、刺猬、松鼠、犰狳、蝙蝠等都会做梦，有的做梦较频繁，有的则少些。

人在做梦时，呼吸浅促，心跳加快，血压上升，脑血量倍增，脸部及四肢有些抽动。这时，用眼运动计可测得其眼球在快速转动，而脑电图上必然同时出现快波。因此，一般说来，"快速动眼"加上"脑电图快波"可作为做梦的标志。

用上述方法对一些动物进行测定，青蛙在睡着的时候，只有少数慢波曲线，没有"快速动眼"和"脑电图快波"。乌龟在睡觉时有"快速动眼"和"脑电图快波",不过时间很短,只占睡眠时间的2%。由此可以确定,乌龟有极少的梦境。猫、狗、猴都会做梦,梦境较长,其中猴子最长,狗次之,猫最短。

研究动物做梦是一个颇有趣的问题。动物做梦,它们到底梦见了什么?人们极想搞清这个问题。然而动物不会说话,无法告诉我们,这确实是个难题。

美国科学家对猴子进行了这样的实验:在一只猴子面前设置一个屏幕,屏幕上反复出现同一个画面;每当屏幕上映出这一画面时,就强迫猴子推动身边的一根杠杆。如果猴子拒绝执行,就用电棍击它。过了一些日子,猴子就形成了条件反射:它一看见那画面,就主动去推杠杆。后来,科学家发现,这只猴子在睡眠中也会不时地去推那杠杆。这表明猴子在睡梦中"看见"了那画面。

法国生理学家波希尔·诺夫用猫做了一个很有趣的实验。他用化学和手术的方法阻断了猫的大脑中一个叫做"脑桥"的部位。这样做的结果是,猫梦见了什么,就会按梦境去行动。这只猫经过手术之后,在熟睡中忽然抬起头来,四处张望,然后又起来绕着圈子走,好像在寻找食物。突然它举起前爪,双耳紧贴在脑袋上,对假想之敌猛扑过去。诺夫还把两只动过手术的猫关在一起进行观察,发现原来和睦相处的两只猫,睡着睡着突然打起架来。为了证明这些行为是在睡梦中做出的,诺夫故意在猫身旁撞击物品发出声响,甚至将老鼠放在它们身边。可是,两只猫对周围发生的一切事态都无动于衷,它们继续攻击对手。诺夫认为,这两只猫是在与梦中的敌手交锋。

第三章

"失眠"这个东西

很多人认为,睡不好觉并不是什么大事,尤其是在竞争日渐激烈的时代,废寝忘食曾作为一种工作美德被人们所称赞,许多人整夜辗转难眠,为实现人生各种大大小小的目标忧心操劳。据世界卫生组织调查,人的一生中有 1/3 的时间处于睡眠中,而全世界有将近 1/2 的人群存在睡眠问题;100% 的人群都曾有过失眠经历,有 30% 左右的人患失眠症需要就诊,这也说明社会上仍然有许多人对睡眠的重要性认识不足。

国际精神卫生组织主办的全球睡眠和健康计划于 2001 年发起了一项全球性的活动,将每年的 3 月 21 日定为"世界睡眠日",这个日子的设定,并不是让全世界来关注所有该睡觉时而睡不好觉的人,而是关注睡眠的重要性和睡眠的质量。将世界睡眠日定在每年的 3 月

21日并非偶然，因为3月21日是春季的第一天，而季节变换是我们日常生活的周期性事件之一，其重要性并不亚于我们睡眠的昼夜规律。

2002年首个世界睡眠日的主题是"开启心灵之窗，共同关注睡眠"。"睡眠对生命功能非常重要，没有睡眠，我们无法在地球上生活下去。"当美国睡眠协会主席Thomas Roth教授来到我国，进行"开启心灵之窗，共同关注睡眠"的专题讲座时，台下的听众几乎无一例外地瞪大了眼睛，对于睡眠的重要性恍然大悟。2002年3月21日世界睡眠日，协会在全球23个国家和地区，面向普通群众，采用国际公认的"Athens失眠量表"和"Epworth嗜睡量表"，进行了一次大规模的全球睡眠调查。中国也参加了全球睡眠调查，而且是这次调查的重点国家。我国在上海、北京、广州、南京、杭州、济南等城市进行了睡眠调查，在6个月的调查中，共回收10079份问卷，这是迄今为止在中国进行的规模最大、内容最翔实的同类专业调查。对结果进行分析发现，我国普通人群中有45.4%的人存在失眠问题。失眠已严重困扰着我们的生活，失眠不仅危害健康，也危害家庭与社会。所以失眠不仅是医学问题，也是社会问题，应当引起全社会的高度重视。调查结果显示，存在易醒、醒得过早、睡眠时间不足、睡眠质量不好等失眠问题的人数占有相当大的比例。从职业结构上看，失眠问题基本上发生在中青年企业家、领导干部和长期使用脑力的文化人身上。从年龄上看，失眠问题主要发生在30~50岁的都市白领身上，其次是学生。

2003年3月21日，对于我们中国人来说，有着重要的意义，因为中国睡眠研究会把"世界睡眠日"引入我国，并根据我国的国情、民情，进行各种系列的全国性推动活动，并提出了有针对性的主题："睡出健康来"。睡眠问题已经是一个全球性的问题，并逐步引起越来越多的人的关注。

第一节 你失眠过吗

繁华的街道，车辆穿梭往来，行人匆忙奔走，城市中的人们不断地在自己的舞台上跳着属于自己的舞蹈。

泡芙微笑着欣赏着城市的美好和浑浊，等待着约她逛街的小若。一位戴着大墨镜，刘海处的发根稍微凸起的女孩向泡芙无力地走来。泡芙呆愣半晌，便听到小若哀怨道："泡芙，昨晚我又失眠了，呜呜呜呜呜呜……你看，我都成娇小型国宝了。"说话间，小若把大墨镜摘下，露出厚粉底也无法遮盖住的黑眼圈，面上肌肤看起来也略显干燥苍白。泡芙安抚着情绪极度低落的小若，并提议把今天的逛街活动改为泡温泉。小若皱着眉头喃喃自语道："你说，你说，为什么我总是失眠呢？这失眠究竟是个什么东西，真叫人生不如死啊！"

失眠是很痛苦的，当你在万籁寂静的夜里，听着窗外的蛙鸣，听着屋内同伴的鼾声，在床上辗转反侧、久久不能入睡，渐渐地觉得心里火烧火燎，焦急不安；没人倾诉，没人援助，只能一分一秒地熬着，听着时钟滴滴答答的响声，等待着漫漫长夜过去；但新的一天总是伴着头昏眼花、困倦乏力而到来，而且一天过去后又将要面临下一个难熬的长夜。这种痛苦、孤独无助是健康人无法体会的。

一、失眠与失眠症

相信大多数人和上文中小若一样，都想用孙悟空的金箍棒将"失眠"这"妖怪"打回原形，让其真相毕露。那失眠究竟是什么样的"妖怪"呢？

第三章 "失眠"这个东西

失眠是伴随着人类的诞生而产生的，它一直阴魂不散地困扰着人类，但也给人类带来一些思考，一丝领悟，一点成就。

早在 2000 多年前《黄帝内经》中就有"胃不和则卧不安"的记载。这是关于失眠的最早描述。在东汉张仲景《金匮要略》中，也有"虚劳虚烦不得眠"的论述。

张继是唐朝著名诗人。在张晓风的《不朽的失眠》中可见因落榜而失眠的张继。"江水睡了，船睡了，船家睡了，岸上的人也睡了。唯有他，张继，醒着，夜愈深，愈清醒，清醒如败叶落尽的枯树，似梁燕飞去的空巢。"诗句"月落乌啼霜满天，江枫渔火对愁眠。姑苏城外寒山寺，夜半钟声到客船。"形象地道破了张继为愁而失眠的状况。

唐代的诗圣杜甫更是一个长期的失眠症患者。杜甫有不少失眠诗，包括难以入睡、早醒、梦后难眠、彻夜不眠、长期失眠等。他失眠原因繁多，主要有兴奋与喜悦、思念与回忆、感伤与悲痛、忧患与焦虑等，涉及国家社稷、黎民百姓、亲朋好友与自身等。另外，疟疾、肺病、消渴（糖尿病）、风痹等病缠身，也是导致杜甫难以安睡的因素之一。杜甫的失眠症与其他疾病相互影响，恶性循环，严重损害其身心健康。

清代作家曹雪芹笔下的林黛玉也是个典型的失眠症患者。在她所作的《秋窗风雨夕》中，"助秋风雨来何速，惊破秋窗秋梦绿，抱得秋情不忍眠，自向秋屏移泪烛"能体现她夜不能寐。黛玉本就体弱多病，性格多愁善感更使其愁结不解，久而久之，必然患上失眠症。

现代白领的工作压力大，竞争激烈。小燕是做销售的，毕业一年多了，公司规定每个员工一个月至少需完成一定的业绩量。小燕每天要做的就是跑业务，争分夺秒，三五天就要出一次差，舟车劳顿，无法安眠。每到月中，看着业绩额，小燕就会格外头痛，常常因担心完成不了任务而辗转难眠。焦虑的小燕脾气躁了，压力承受能力也差了。有时挨了客户的白眼，无法发泄，她回到家后便躺在床上，抱着枕头，傻傻哭到半夜，最后才浑浑噩噩地睡去。

从上述可知，失眠可谓历史悠久！失眠绝对不会"亏待"任何一个时代的人。

每个人都曾经有过失眠的体验，但失眠和失眠症是有区别的。失眠只是一种症状，是指由各种原因引起的睡眠不足，它是十分常见的临床症状，但不是一种疾病。一般表现为入睡困难，即上床30分钟仍未入睡；易醒，醒后难以复睡；睡眠质量低下和睡眠时间明显减少等，均属于失眠的范畴。

失眠症是睡眠障碍的一种表现形式。在失眠症的诊断上，至少要有连续一月感到睡眠困难，引起明显的功能性障碍时，才能被称为失眠症。需要指出的是，在诊断睡眠障碍时要排除假性失眠，后者即为患者主观感觉整夜没睡而实际上睡得很沉，使用多导睡眠监测仪就可以加以排除。此外，如果一个人因某些特殊情况，比如面临紧张的考试、与人争吵、飞机晚点、疾病发作等，偶尔出现睡眠不好，当诱因或病因消除后，睡眠即恢复正常，这种情况只能算暂时性失眠，而不能诊断为失眠症。只有当一个人上床后，经过半个小时或更长时间，还迟迟不能入睡，或者整夜睡不到5~6小时，中间多次转醒，醒后难以入睡，次日起床后常有头痛、头昏、乏力、出汗、记忆力减退等一系列表现，且持续时间较长，通常达到4周，才为失眠症。

二、失眠≠睡眠障碍

经常会有人把失眠与睡眠障碍的定义混淆，实际上睡眠障碍并不完全等同于失眠。那么什么是睡眠障碍呢？它的诊断标准又是什么？病因又有哪些呢？

具有生物节律的睡眠是人体必要的生理过程。正常的睡眠，主要是指具有正常的睡眠节律和正常的睡眠时间，许多因素可使睡眠的节律和质量遭到破坏。从睡眠出现障碍的基本原因区分，睡眠障碍可分为原发性和继发性两类：继发性的睡眠障碍是指因脑部器质性病变，或躯体其他疾病所引起的睡眠障碍。这类睡眠障碍事实上并非是独立疾病，只是其原发疾病的一个症状组成部分，或者仅是继发的影响而已。如：脑炎病人可出现昏睡，心脏病病人睡眠中易有梦魇，糖尿病病人因夜间多尿而易醒。原发性的睡眠障碍不包括上述其他器质性因素，只是睡眠生理功能自身的障碍。原发性睡眠障碍的种类很多，除了失眠之外还有以下几种常见类型：

（一）日间过度嗜睡

小芙正在读一本书，书中讲到女孩写信给编者，请求帮助她的男友，原因是她的男友在很奇怪的环境中也睡得很沉，而且能迅速入睡，"您无法想象，在我们谈论很重要的事情或者接吻时，他突然没有任何'前兆'地就睡着了，就像突然熄灭的灯火，而我逐渐在这种情况下变得很惶恐，因为我怕他突然离去……"

小芙不禁想象了那种情景，突然也觉得对于这个女孩来说，男友在接吻时睡着是很奇怪的感受吧。书中的建议是让男友去看医生，很可能是得了日间过度嗜睡症，并且编者还引述了之前确诊的一个案例：

"一个独自抚养两个处于青春期女孩的单身父亲，常常在女儿们出现无礼行为，想大声训斥她们时，却怒气冲冲地睡着了，而当他醒来时，女儿们早就不知跑哪里去了……"

小芙想到爸爸好像很少训斥过她吧，下班后讲给闺蜜小瑶听，小瑶说自己少女时也经常贪玩，她爸就经常训斥她，她只得乖乖挨训。小瑶还差点想说，自己很羡慕这两个女孩。

可能是最初的那个案例中女孩的惶恐和担忧情绪感染了她们，两人都不约而同地想去收集更多这方面的信息。于是，小芙和小瑶共同行动，展开了信息大搜索……有什么标准可以判断自己认识的人是不是患了这种病呢？她们开始收集资料，原来还是有以下四个标准可以帮助判断是否有日间过度嗜睡的问题。

(1)是否会打呼噜或者可能出现夜间呼吸暂停的情况?如果有,可能存在睡眠呼吸暂停综合症。

(2)是否突然变得很虚弱,而不得不坐下休息?如果你存在这种情况,尤其是在你受到刺激、生气或是思维混乱的时候,并且这些症状出现在35岁之前,可能存在发作性嗜睡病。

(3)在晚上,你的腿是不是会不断地痉挛或踢动?如果有,可能有周期性肢体抽动症(曾被称作夜间肌阵挛)的问题。

(4)你最近是否开始服用某种药物?或者最近开始在戒断某种药物,比如含咖啡因的酒精等?可能当你戒断时,会因为咖啡因的减少而昏昏欲睡,频繁地需要小睡。

有没有比较有效的快速判断的方法呢?毕竟那些方法还需要进一步的医学上的鉴定。我们可以在家做个小型的多次睡眠潜伏期测试。首先,睡一整晚,隔天每两个小时(早上9点、上午11点、中午13点这样子)就躺下,躺下的时候用两根手指夹着一串钥匙,当你睡着的时候,钥匙会掉落在地上,这个噪声会吵醒你的。如果从躺下到钥匙落地的时间少于5分钟,一般说来,就可以判断是得了日间过度嗜睡症了。

(二)嗜睡症

【案例】

据英国《每日电讯报》报道,英国一名15岁少女患上一种怪病,闭上眼一睡就好几天,无论如何摇她、叫她,她就是不醒,最长一次能睡两个星期,因此被称为"睡美人"。

来自沃辛的路易莎·鲍尔从2008年开始出现"昏睡不起"的症状,当时她刚刚从一场感冒中康复。起初人们认为这或许是因为路易莎体内荷尔蒙分泌出现了问题,但后来她被诊断患上了一种罕见的疾病——克莱·李文综合症(或称嗜睡症),俗称睡美人综合症。全世界患此病的不足一千人,他们生活如常,睡得好吃得下，但就在没有任何预警之下，他们会一睡几天甚至是几星期。而路易莎睡得最长的一觉，就足足睡了两个星期。

如今，路易莎的嗜睡症已经严重到一次昏睡十多天，她的父母只能每天唤醒她一次，给她喂饭，带她去上厕所，随后路易莎又会陷入昏睡不醒的状态。路易莎的家人表示，当路易莎被叫醒后，她会喃喃自语，就好像说梦话一般。几天后，当路易莎彻底从睡梦中醒来，她却不记得任何发生过的事情。

克莱·李文综合症是一种多发于青少年的疾病，男性比女性更为高发，临床症状表现为发作性嗜睡，并伴有食量的增加等症状。症状发生通常为突然（几小时之内）或逐渐地（数天之内）产生嗜睡的症状，并伴有心智状态的改变，尤其是躁动不安。嗜睡症状的持续时间可短至1天，也可以长达30天，但通常的典型表现为4~7天。并且每隔一段时间会重复发作，通常为数月。同时，嗜睡症的发病频率会随着年纪增大而减少。其病因尚不清楚，被认为同大脑内控制睡眠和食欲的区域功能异常有关。这种病症没有通行的治疗方法，不过医生给一些病人服用提神药品，来控制睡眠时间。

（三）与睡眠有关的功能障碍

与睡眠有关的功能障碍主要有梦魇、睡眠呼吸暂停、睡眠进食、遗尿、磨牙等。

1. 梦魇

在外因来说，梦魇多半是睡觉时被子盖住了嘴鼻，或者是把手压在胸部所引起的。人在睡眠时，心和肺的活动能力相对减弱了，所以，当嘴和鼻孔被被子挡住或胸部受到压迫时，就感到心脏活动受到阻碍，呼吸困难。这种来自外部的刺激很快传到大脑皮层，便引起不正确的反应，于是，噩梦就产生了。有的人在梦中看到鬼怪扑在自己身上，张牙舞爪，要吃掉自己似的，于是想挣扎，想喊叫，但是大脑指挥手脚肌肉运动、发声的部分，却还处于抑制状态，所以梦里想挣扎，手脚却一动也不能动；想大喊大叫，却一点声音也喊不出来。此外，有的人患了某些慢性疾病，如慢性扁桃体炎、慢性鼻炎、慢性支气管炎等，这些疾病常常发生呼吸不通畅的毛病，因此在睡梦中，也容易发生噩梦。

从内因上看，则可能是在睡觉前精神上受到了一定程度的刺激，比如，惊吓威胁等，还与紧张警惕的心理有关。韩愈在《游湘西寺》一诗云："犹疑在波涛，怵惕成梦魇。"可见，梦魇与警惕恐惧心理相关联。

心理学认为，噩梦的发生还可能和梦者童年时害怕的事物有关，即无助的孩提时代。3~6岁的儿童最容易做噩梦。心理学家分析，孩子做噩梦前大多有过心理矛盾，情绪焦虑，或因看了恐怖电视，听了吓人的故事加上睡眠时姿势不舒适，如鼻子被毯子盖住，胸口受被子压迫等。有些孩子则可能因感冒而引起呼吸不畅，或肠道寄生虫病引起睡眠不适，或过饥过饱，均可诱发梦魇的发作。

如何摆脱梦魇呢？

主要是养成健康的生活规律，还有就是睡前少喝水，不想睡时就不要勉强自己上床。如果梦魇了，想弄醒自己，也有几个方法。梦魇的时候动手和脚几乎是不可能的，不过可以试着摆动脑袋，四肢轻微移动。弄醒自己后不要睡在原位置不动，这样极有可能又出现梦魇。最好是立即开灯起身，去喝点水，坐一坐，等头脑清醒一点再继续睡觉。

2. 睡眠呼吸暂停

这是指睡眠期间呼吸暂时停止。最常见的原因是上呼吸道阻塞，经常以大声打鼾、身体抽动或手臂甩动结束。睡眠呼吸暂停伴有睡眠缺陷、白天打盹、疲劳以及心动过缓或心律失常和脑电图觉醒状态，常见于肥胖者。所以打鼾不代表睡得香，经常打鼾的人要提高警惕。

3. 睡眠进食

据《信息时报》报道，广州市番禺区高二女生小丽在梦中吃东西，两个月长胖6斤多,自己却毫不知情。医生经过对小丽实施睡眠监测发现,怀疑她患上坊间称的"梦游症"。

【案例】

小丽年仅16岁,是广州市番禺区一名高二的住校学生。她惊奇地发现两个多月内,体重莫名其妙地增加6斤多。室友告诉小丽,深夜多次看到她独自坐在床上吃饼干,但小丽称完全不记得自己晚上吃过东西。

为了查明原因,小丽与母亲来到暨南大学附属第一医院睡眠监测中心,接诊医生张继辉说,初步诊断小丽可能患上"睡眠相关性进食障碍",即坊间称的"梦游症",一般发作在病人的深睡眠的阶段。对于这种病症的发病原因,现在医学界还没有定论。

根据小丽的病情,医生建议,每晚睡前,小丽可以少量吃些东西。而上床睡觉以后,要把所有食物全部放好、锁上。与此同时,小丽应该养成有规律的睡眠习惯。假如病情仍无法好转,可以按照医生的嘱咐适当服用催眠药物。

一些患者会在夜间起床去吃东西,但患者本人却不自知。这就是在睡眠期出现了进食行为。这个时候,患者一般会偏爱甜食,但是,也有的会去吃一些不适宜的食物,如生冷的,或是一些坏掉了的食物,并且通常情况下会用手直接抓食。

这些患者会在第二天醒来之后发现那些脏碗碟或者水果搅拌机里榨的果肉,或者是冰柜中东西放错位置了时,才有可能意识到这个问题。

有时,在他们粗心地打开了罐头或喝到了滚烫的咖啡时会突然醒过来,他们很可能因此而受到一些伤害。所以,睡眠进食障碍症也应引起患者和家人的关注,帮助他们摆脱这一困扰。

4. 遗尿

遗尿现象在儿童中并不少见，又称为"尿床"。

据统计，4岁半时有尿床现象者占儿童的10%~20%，6~7岁的孩子发病率最高。9岁时约占5%，而15岁仍尿床者只占2%。本病在性别比例中，男孩与女孩的比例约为2：1。遗尿症的患儿，多数能在发病数年后自愈，女孩自愈率更高，但也有部分患儿，如未经治疗，症状会持续到成年。

临床表现为：睡眠昏沉，难以叫醒，醒后不知；平时易出汗，尤其夜间出许多汗；睡觉姿势多为趴或蜷卧式；脾气古怪，胆小怕事，性格内向；做梦找厕所，冬天或阴雨天加重。尿床应尽早治疗，大约有2%的遗尿症患儿因未及时治疗而持续到成年甚至终生。

做家长的永远不要因为孩子尿床而去羞辱惩罚他。如果孩子的年龄够大，让他尽力去自己处理。通过换洗床单可以帮助孩子重新建立被伤害的自尊。

睡前避免让孩子喝太多的饮料。在确定孩子已经完全醒来了再叫醒他去上厕所，让膀胱排空。

（四）腿抽筋

腿抽筋引起的睡眠障碍也并不少见，以发生在小腿和脚趾的肌肉痉挛最常见，发作时疼痛难忍，尤其是半夜抽筋时往往把人痛醒，有好长时间不能止痛，一定程度上影响了睡眠质量。

小芙回忆起曾经在小时候有过小腿抽筋的情况，那是在10岁左右。有一天她在睡梦中惊醒过来，爸爸就说是不是被子没盖到腿脚呀，查看了下，果然是小芙没关窗，腿脚正对着清风明月晒月光浴呢。

还有一次是毕业前的招聘季，小芙穿了三个星期的高跟鞋，每天不停地穿梭在不同的招聘会现场，终于有一天发现在睡眠中经常会小腿抽筋。有天宿舍闺蜜抱着从惊慌中醒来的小芙问道，你是不是白天穿太久的高跟鞋了?小芙觉得自己那会真像是《穿普拉达的女王》里的那个实习生。

走路或运动时间过长,使下肢过度疲劳或休息睡眠不足,都可使乳酸堆积;睡眠休息过多过长,血液循环减慢,使二氧化碳堆积等,进而导致夜间腿部抽筋。

外界环境的寒冷刺激,如冬季夜里室温较低,睡眠时盖的被子过薄或腿脚露在外面;睡眠姿势不好,如长时间仰卧,使被子压在脚面,或长时间俯卧,使脚面抵在床铺上,迫使小腿某些肌肉长时间处于绝对放松状态,引起肌肉"被动挛缩"也会引起腿抽筋。

那么,怎样才能缓解和预防呢?平时一旦发生腿抽筋,可以马上用手抓住抽筋一侧脚的大拇趾,再慢慢伸直脚,然后用力伸腿,小腿肌肉就不抽筋了;或用双手使劲按摩小腿肚子,也能见效。

不过,如果频繁地发生腿抽筋的情况,还是不能光靠自己按摩,应该及早就医治疗。

(五) 睡眠癫痫

睡眠型癫痫是指癫痫发作的大部分时间都发生在睡眠中,大约25%~30%的癫痫发作主要出现于睡眠期。这种癫痫只是癫痫中的一小部分,其癫痫脑电波的出现也与睡眠相关联。

通常情况下,睡眠不足、饮酒、过度疲劳可以诱发癫痫,在睡眠中患者出现癫痫发作,并出现复杂的癫痫波,但与睡眠结构的脑电波有所区别,夜间觉醒的次数明显增加,有不能被其他原因所说明的尿失禁以及睡眠中的异常运动。

睡眠癫痫的症状及特征又是什么呢?一般睡眠癫痫的症状表现为发作性,伴发精神不振或行为异常等。常见的睡眠型癫痫症候包括睡眠中突然睁眼、唤醒,或有惊恐表现,多伴肌张力不全或其他运动障碍,少数病例出现睡眠相关性攻击性行为。

睡眠相关性癫痫和发作性睡病、夜惊、梦魇、OSAS(阻塞性睡眠呼吸暂停综合征)等睡眠障碍具有诸多共同点：它们均发生于睡眠期，表现也多为发作性，可伴发精神不振或行为异常等。但治疗原则迥异，预后也有很大差异。睡眠相关性癫痫一旦确诊，一般需进行正规抗癫痫治疗，否则反复发作有可能影响神经功能。而其他睡眠障碍，如夜惊、梦魇等，则一般无需特殊治疗，大多具有自愈性特征。有些睡眠障碍如发作性睡病、OSAS，虽需要给予药物或器械干预，预后也大多良好。因此对睡眠型癫痫的认识主要在于与其他常见睡眠障碍的鉴别诊断，以避免错误的治疗。

(六) 睡眠感觉障碍

部分失眠者缺乏睡眠的真实感，许多失眠病人虽然能酣然入睡，但醒后坚信自己没睡着，而同房间的人或配偶却说他一直在打呼噜。这通常是失眠者过于担心自己的睡眠不好所导致的问题。护士为了让这类失眠患者确认其的确睡着，在病人熟睡时，在他们脸上画了个笑脸，第二天，问他们眼睛周围的圈圈从何而来，病人无言以对，但仍坚持说未睡觉。有人称之为"主观性失眠"或"假性失眠"。

芝加哥大学教授山尼尔·克里特曼博士是睡眠问题的专家。他说那些为失眠忧虑的人通常获得的睡眠比自己想象的要多得多。那些指天誓日地说"昨晚眼睛都没闭一下"的人，实际上可能睡了几个钟头。

【案例】

19世纪著名的思想家斯宾塞，到老年仍是独身。他住在寄宿宿舍，整天都在谈论自己的失眠问题，弄得别人烦得要命，他甚至在耳朵里戴上耳塞来抵御外面的吵闹，有时甚至靠吃鸦片来催眠。一天晚上，他和牛津大学教授塞斯同住旅馆的一个房间，次日早晨斯宾塞说他整夜没睡着，其实塞斯才一宿没合眼，因为斯宾赛的鼾声吵了他一夜。

三、失眠与神经衰弱

大多数神经衰弱患者都有睡眠障碍，最突出的表现是失眠。除失眠之外，神经衰弱患者还常伴有全身性衰弱症状、兴奋症状、自主神经功能紊乱、紧张性疼痛、疑病和焦虑等。由于疑病和焦虑，常常使患者长期陷于失眠的苦闷之中。神经衰弱诊断标准如下：

(1)症状学标准：至少具有下列中的3项：①衰弱症状：如精神疲乏，反应迟钝，注意力难以集中，记忆减退，工作或学习不能持久，效率下降。②兴奋症状：工作或学习易致精神兴奋，回忆及联想增多，控制不住情感，对声光过敏。③情绪症状：易烦恼，易激惹。④紧张性疼痛：如紧张性头痛和紧张性肌肉疼痛等。⑤睡眠障碍：如入睡困难，多梦，易醒，醒后不解乏等。

(2)严重程度标准：工作、学习效率下降，或主动就医。

(3)病程标准：病程在3个月以上。

(4)应排除其他可能造成类似神经衰弱症状的疾病。

可见，神经衰弱是失眠的常见原因之一，但两者并不完全等同。

四、多梦≠失眠

2011年12月21日，果壳网在年度盘点中，结合百度搜索热榜和谷歌的榜单，罗列出了我们最关心的热搜榜单。其中在热搜"十大怎么办"榜单上，我们可以看到"失眠多梦怎么办"排列第五。而只要你输入"多梦"两字，就可以看到一系列各式各样的因多梦而求助的帖子。例如：

果米一(爱看果壳的人)：我睡觉特别梦多，有时候中午休息一小会都会做梦，很是苦恼。该怎样改善自己的睡眠质量，请大家支招。谢谢。

果米二：我是坐办公室的，工作不算太累，但常年晚上睡觉多梦,且工作稍有压力晚上马上就做噩梦,奔跑、迟到什么的,早上起来后就很疲倦。除了看医生吃药,有没有什么别的办法啊?

果米三:最近晚上睡觉不踏实,总是醒,而且醒了再睡去还会接着醒之前的梦做下去,天天睡觉累得半死,感觉黑眼圈和眼袋都出来了。可能引发这种状态的原因除了压力之外还会有哪些?有没有什么安神的办法啊?谢谢了!

做梦是睡眠过程中的一种生理现象。做梦绝不等于失眠。生理学研究表明:做梦对身体不仅无害,不属病态,而且恰恰对人体是有利的,尤其对缓解焦虑、调节精神压力具有重要意义。但由于许多人对做梦有不科学的甚至错误的看法,做梦成了他们失眠没睡好的证明。有的人认为做梦时大脑尚未休息,仍在工作,所以自我感觉是虽睡犹醒,其实这种观点否认了梦是睡眠的过程这一基本前提。

有的人认为做梦多,总会影响大脑的休息,这听起来似乎有理,其实也不对。做梦多和少,很难有个客观标准。那些认为做梦多,或者整夜做梦的人,只是把刚入睡时做梦与醒来前做梦误解为一直在做梦,这中间更多的是慢波睡眠时期,他们并没有做梦,自己却全然不知。

据科学家研究统计:一个人大约 1/3 时间是在睡眠中度过的,同时约 1/10 的时间是在梦中度过的。有的人觉得做梦多,有的人记不清做过梦,则与他们在哪个睡眠阶段醒来有关,在快波睡眠时醒来就能记住梦,就觉得做梦多;在慢波睡眠时醒来,就很少记得有梦。有的人觉得自己做梦时间很长,只是因为梦中内容的时间跨度很大。

著名的寓言故事"黄粱美梦"就是例证:秀才卢生的一梦,从进京赶考、金榜题名、做官升迁、到娶妻生子、享尽荣华,最终落个政敌弹劾、命断刑场,前后经历了大半个人生。但是当他处在刽子手刀下的那一刻,猛然惊醒时,实际做梦的时间还不到煮熟一锅黄粱米饭所花的时间。

退一步说,即使做梦时部分大脑在工作,没得到休息,但是不做梦的慢波睡眠要占整个睡眠时间约 9/10 上,大脑还是得到了足够的休息。所以我们不必为做梦而忧虑,做梦与失眠无关,不影响大脑休息。如果睡眠时梦非常多,醒来又感觉疲倦,则应去看医生。

五、失眠的临床表现

严重失眠的小曾表示,她晚上躺在床上,通常要辗转反侧一个小时,才能昏昏沉沉地似睡似醒地睡着。而小孙则是易被外界的刺激干扰,稍有动静就能把她吵醒,醒来后便睡不着了,偶尔睡着,早上大概三四点又醒了。从上述患者的叙述中我们可以清楚地了解到失眠的一些特征表现。其实,失眠这个讨厌鬼,它主要有以下五种表现:

(一)入睡困难,辗转难眠

入睡困难是失眠最常见的症状。入睡困难的人一般觉得脑袋特别清醒,毫无睡意,通过数数、数绵羊等方法也不能奏效,辗转反侧半个小时以上才能勉强睡着。他们躺在床上,思绪万千,胡思乱想,正如蔡卓妍唱的那般:"每晚回到家里,快半残废身躯,入睡床没法睡,杂念来又去";又或许是李白的"床前明月光,疑是地上霜,举头望明月,低头思故乡"。脑袋十分活跃的他们实在难以入眠。

微博"FBI 机密档案"经典语录中声称,失眠入睡困难不要再数绵羊了,欧美国家之所以数绵羊是因为 sheep 和睡觉 sleep 音似,属于潜意识暗示,中国人只会越数越乱,我们应该数水饺,水饺——睡觉。这是人们想极力克服入睡困难所想出来的办法,虽然可信度不得而知,但它引人发笑,且生动形象地反映了我们入睡困难的极度痛苦。

(二)复睡困难

复睡困难表现为较自身睡眠规律的苏醒时间提前醒来且不能再度入睡,最为常见的是在后半夜的 2 点钟到 4 点钟醒来,就再也睡不着。如果因小便急而醒来解手，解完后上床又能很快睡着，这样的醒不属于早醒的范围。有早醒体验的人都有相似的感受，即在睡着一段时间后就莫名其妙地突然醒来，显得很清醒，想再入睡却没有睡意。随后便是浮想联翩，有的是回忆，有的是推测，有的是围绕某个内容反复思考。总之是脑子里胡思乱想，乱哄哄一片，越想人越发热，越想心越烦躁，然后苦苦地等天亮，几乎天天如此，搞得精疲力竭。早醒也属于睡眠频度较短的表现，但不是所有睡眠频度短的人都属于失眠的群体。

(三) 睡眠表浅

葡萄牙著名作家费尔南多·佩索阿曾说："生活是一次伟大的失眠，我们都处在清澈的半醒状态之中。"

半睡半醒即睡眠程度浅，是指不能熟睡，睡眠时间减少，容易被惊醒，有的对声音敏感，有的对灯光敏感。此类患者一般觉得自己似睡似醒，昏昏沉沉，对外界刺激敏感，且有时夜间多次醒来。患者似乎处在一种惊恐不安的情绪状态中，一些细小的干扰，如声响或活动等足以将患者从睡眠中唤醒，醒来之后再次睡眠则十分困难。

【案例】

水立方推出优惠活动，每人88块钱就可以在水立方享受24小时的服务，可以进行桑拿，泡芬兰浴，还可以吃到美味的自助餐甜点水果。芙蓉和小若实在抵抗不了这么强大的诱惑。于是乎，她们一同去到水立方，一切都如同想象中美好，诱人的食品更让她们赞不绝口。

晚上，她们在休息大厅里睡觉，每人一张大躺椅。芙蓉很快就入眠了，大概可以归功于那个桑拿。但这可急坏了小若啊。小若的睡眠很浅，在家里，她连闹钟的嘀嗒声都接受不了。休息大厅里人非常多，一有点动静就能惊醒小若。可能是某位大婶翻个身，也可能是某位大叔的一声咳嗽，抑或是一个帅哥起来上厕所……太多陌生人盘踞在一个大厅，让小若更加没有安全感了。最后，小若一夜都在反反复复地睡醒之间交替。第二天，小若脸上便冒出个小痘，吃喝玩乐的心情被严重破坏了。

【案例】

  小薛的奶奶也是一个睡眠十分浅的人。在家里，晚上只要奶奶进房睡觉，小薛家的电视必须调到静音，因为奶奶无法接受电视里传出的任何声音。

  某天晚上，奶奶又醒过来了，这次不是电视，而是绕在蚊帐外边不停地飞并发出嗡嗡声的蚊子，大概它一个晚上劳作都没有收获，肚子非常饿。奶奶无奈地起床，拉开蚊帐，用手电筒捕捉蚊子的踪迹，然后等蚊子定在蚊帐时，慢慢地靠近，两手并拢用力拍打。不幸的是，蚊子察觉到奶奶的意图，果断飞走，并继续发出嗡嗡声，似乎在哀嚎。于是，奶奶又慢慢等待蚊子降落在某一个定点，重复着上述的动作。如此的追杀活动持续了很久，奶奶与蚊子大战八九个回合后，不是专业杀手的奶奶体力不支，只好躺回床上继续休息。这天晚上，奶奶在嗡嗡声中时睡时醒，第二天整天心情非常烦躁，一向节俭的她居然还去买了一个很贵的电子灭蚊灯。

(四) 频频从噩梦中惊醒

  失眠患者睡眠质量低下，白天精神不振，频频从恐怖惊险的梦境中惊醒，出一身冷汗，紧张心悸，面色苍白，再也不敢入睡了，自感整夜都在做噩梦，醒来后疲惫不堪，似乎工作了一整夜。

  今天的微博全是612宿舍的芙蓉失眠的刷屏，芙蓉在凌晨5点发了一条微博，内容是："天呀，我现在刚刚做噩梦醒过来不敢再入睡了。你干吗此时突然说个梦话呀？你想我猝死在612

吗???"原来,芙蓉在凌晨时被噩梦惊醒,自感整夜被噩梦纠缠,自觉心慌。天色还朦胧,四周一片寂静,全世界仿佛都在安眠中。就在此时,对床的另一位舍友突然爆出一句梦话,让惊魂未定的芙蓉恐慌至极,无心睡眠,但头痛难耐,只好转移注意力去刷微博。

(五)晨昏颠倒,睡眠质量差

大学里,上课时倒下的学生在下课时好像打了鸡血般活力充沛,在宿舍里双目炯炯有神,在课堂上双眼迷离,正在钓鱼。这种症状类似晨昏颠倒。

晨昏颠倒实质上是指有严重失眠症状的人白天发困,昏昏欲睡,无精打采,夜间却兴奋不眠,学习、开会、上课打盹,看电视靠在沙发上就睡着,可往床上一躺就又来了精神,说什么也睡不着。当生物钟被破坏,许多患者虽然能够入睡,可感到睡眠不能解乏,醒后仍有疲倦感。睡过之后精力没有恢复是睡眠质量不佳的重要表现。

果壳的创意科技主题上有一篇特别有趣的文章。文章中谈及2008年瑞典国家道路交通研究学会的调查显示,大约20%的交通事故是由疲劳驾驶引起的。疲劳驾驶的司机发生事故的可能性是其他司机的8倍,这一数据与醉酒驾驶是大致相同的。这些疲劳大部分是因为夜晚没有休息好导致白天打瞌睡,或者是因为晨昏颠倒地工作,夜车驾驶容易打瞌睡等。为此,丹麦一公司推出一款ASP系统(驾车防瞌睡领航系统),将它安装在车子的仪表盘上,它可以根据道路情况监测车辆的驾驶状况,一旦监测到司机有打瞌睡的迹象,就会立即提醒司机。

ASP系统主要是通过测试驾驶员的反应速度,以保证驾驶员仍处于良好的驾驶状态中。如果ASP系统认为驾驶者的反应速度过于迟缓而达不到安全驾驶的要求,即司机已无意识出现打瞌睡的状况了,那么它便会发出警报提示司机从而避免事故的发生。

六、失眠的分类和自测

芙蓉和小若倘徉在烟气氤氲的温泉池里，两人撩水嬉戏，互相挠着痒痒，闹腾间水花四溅，笑声萦绕。小若的神经终于从紧绷趋于缓和，心情舒畅。小若用手蹭了下芙蓉说："芙蓉，你说，要怎样才能不失眠呢？"芙蓉沉思下，微笑说："大概失眠者和失眠也需要循序渐进的相知关系的建立，从表面应酬到伙伴，再到朋友，最后变成像你和我一样的闺蜜关系。这样，也许就能挥别失眠了吧！"

首先，患者和失眠建立友好合作伙伴关系，彼此进一步深入了解，患者应清楚失眠的前因后果，从而使合作关系更为牢固。其次，随着患者对失眠的深入分析，知道失眠的危害，就好像朋友间知道对方的糗事那般，两者友谊更为深厚。最后，患者与失眠在健康上息息相关，两者相知透彻如闺蜜，患者从此挥别失眠困扰。

在和失眠建立应酬关系的时候，必须给失眠归类，将其分为三六九等，从而明确自己在应酬失眠时掌握的技巧。我们可以根据临床表现、时程和严重程度对睡眠进行分类。

(一) 按临床表现分类

(1) 入睡性失眠：入睡时间常超过30分钟；

(2) 维持性失眠：夜间觉醒次数超过2次或复睡困难；

(3) 睡眠质量差：多噩梦，醒后感到疲惫；

(4) 睡眠时间不足：总的睡眠时间少于6小时；

(5) 日间残留效应：次日早晨起床后感到头昏，精神不振，嗜睡，乏力等。

(二) 按时程分类

(1) 一次性或急性失眠：时程小于4周；

(2)短期或亚急性失眠：时程大于4周小于3~6个月；

(3)长期或慢性失眠：时程大于6个月。

临床将慢性失眠分为原发性失眠和继发性失眠。

原发性失眠：一种无法解释的、长期或终生存在的、频繁的睡眠中断、短睡伴日间疲劳、紧张、压抑和困倦。排除其他内在原因和环境干扰的因素，部分患者可能有失眠的家族史。病因不详，但多渐渐演变成慢性精神性失眠。

继发性失眠：由疼痛、咳嗽、呼吸困难、夜尿多、心绞痛和其他的躯体疲劳和心理情绪因素引起的失眠。许多新陈代谢疾病可以引起睡眠结构的改变，干扰正常的睡眠。

(三)按严重程度分类

(1)轻度：偶发，对生活质量影响不大；

(2)中度：每晚发生，中度影响生活质量，伴有一定身心反应(易怒、焦虑、疲乏等)；

(3)重度：每晚发生，严重影响生活质量，临床表现突出。

(四)按周期分类

(1)短暂失眠(小于一周)：大部分的人在经历压力、刺激，感觉非常兴奋、焦虑，生病，生活环境改变，或者睡眠规律改变时(如倒时差、轮值夜班等)都会有短暂性失眠障碍。这类失眠一般会随着事件的消失或时间的拉长而改善，但是短暂性失眠如处理不当，部分人会导致慢性失眠。短暂失眠主要治疗原则为，养成良好的睡眠卫生习惯。不建议服用药物。

(2)短期失眠(一周至一个月)：严重或持续性压力，如重大身体疾病或开刀、亲朋好友的过世、严重的家庭、工作或人际关系问题等可能会导致短期性失眠。这种失眠与压力有明显的相关性。治疗原则为短期使用行为治疗，如肌肉放松法、腹式呼吸法和鼻腔呼吸法。短期失眠如果处理不当也会导致慢性失眠。短期失眠也不建议使用药物治疗，主张分析自己，找出失眠原因，从而更好地挥别失眠。

(3)长期失眠(超过一个月):长期失眠亦称慢性失眠,亦可维持数年之久,有些人面对压力,有时甚至仅仅为正常压力时,因为心理承受能力低就会失眠,就像有的人容易得慢性胃炎或偏头疼一样,已经形成了一种对压力的习惯性模式。这种长期失眠建议去看医生或寻求心理咨询。

【案例】

　　小薛11点左右便上床准备睡觉了。与往常不一样,今晚小薛并没有一碰枕头就倒头昏睡。她身上不停地冒汗,似乎要把刚喝下的那杯水都化成汗流出来那样。不一会,她的整件衣服都湿了,贴在身上非常难受,无法入眠,只能心里暗示自己不要急,慢慢睡,但她仍然睡不着。在黑暗房间里犹豫了半晌,小薛最后还是爬起来换了一件衣服,并用毛巾擦擦身子。

　　如此一来,小薛再次躺到床上的时候已经是12点多了。大概是折腾了一会,小薛显得特别清醒,脑海里浮现众多画面,如白天有趣的笑话,别具匠心的微博,与好友一起去逛街聚餐等。今晚小薛华丽丽地失眠了,第二天,小薛完全漠视闹钟,睡到10点才缓缓起床。醒来又是一条好汉,忙碌而快乐的一天又开始了。

上述案例中的小薛在床上至少45分钟仍没睡着,这表示她入睡困难。按临床表现来分,属于入睡性失眠。她平时睡眠良好,碰到枕头就能睡着,这天晚上失眠,按时程来分,属于一次性失眠。按严重程度来分,小薛偶尔一次性的失眠并没有给她的生活带来太大的困扰,只是迟起床而已,所以属于轻度。从周期来看,小薛自然是短暂性失眠。

【案例】

患者 S，男，45 岁，画家，失眠四十多年。主诉在他五六岁时，那晚他跟父母睡在一起，半夜醒来，突然发现有人坐在床边紧紧盯着他。"有人！"他吓得大叫，他爸爸把灯打开环顾四周，却一切正常。他被爸妈哄着又睡下了，但大约过了半个小时，当他再次睁开眼睛看时，发现那个人正看着他，他又一次吓得大叫。他爸开灯到处找，无果。父母都以为他在说胡话，并没多加理会。

但从此，他开始长达四十几年的失眠。他每天入睡特别困难，大概到凌晨三四点钟才能勉强睡着。一躺在床上，他就开始胡思乱想，有时候思路清晰，有时候思绪混乱，但他清楚地意识到他并未入眠。这种痛苦折磨了他很多年，从五六岁开始到上大学，再到工作。但幸运的是，失眠给 S 带来天马行空的创作思维，让他的画作别具一格。

患者 S 在床上躺着需到半夜两三点才能睡着，从临床表现而言，他入睡困难。他"从五六岁开始到上大学，再到工作"，一直处于失眠状态，由此可知，他是个慢性失眠患者。按严重程序分，虽然他每晚失眠，但失眠没有严重影响他的生活，S 依然能很好地生活学习，进行创作，所以属于中度失眠程度。从周期来看，毋庸置疑，S 的失眠归类于长期失眠。

第二节　失眠的原因分析

　　泡芙恶作剧地撩着猫儿的腹部，猫儿只是换个姿势裹紧腹部，继续昏睡着，连眼睛也懒得睁开。泡芙看着它那"一心向睡"冷漠不理人的模样，泄气极了。她不禁感慨："幸福的猫儿，不知失眠滋味啊！日夜颠倒，毛还是那么滑顺，没见你皮肤差啊！哈哈哈。"为什么会失眠呢？泡芙转念发布"你今天怎么失眠了？"的微博。

　　微博一发出，博米(迷微博的微博控)纷纷来围观。

　　失眠博米一："又失眠。这一个多礼拜失眠突然变成了家常便饭，我当然知道原因，所以除了担心睡不到美容觉会有损脸面之外，并不疑惑。只是有时候，突然意识到周围的世界格外安静，心里有点无法言说的惆怅。我爱的人已然安睡，愿你们的生活，如美梦般晴好。"

　　失眠博米二："我每次失眠时都想立马起床看书。失眠的原因可能是因为压力太大吧。在这一两年里达不到我的奋斗目标，将会是我一生的不幸。没那么夸张，所以要拼命工作。"

　　失眠博米三："通常情况下，我的失眠只有两种原因：吃太多；想太多。好吧，今晚两者都有。周公，行行好，呼唤我吧。"

　　失眠博米四："我想我找到失眠的原因了。哎！要还是不要，这是我现在面临的最难选择的问题。怕错过了自己后悔，又怕自己将来没有驾驭的能力……求开导。"

　　失眠博米五："今天有点小失眠，原因有点搞笑，我实在是上班上得太高兴了，开心得睡不着。能在现在的单位上班觉得真的好幸福，同事们个个友善随和，简简单单，每天聊天聊得扯不到边,很快乐。感谢这些可爱的同事们,感谢上帝如此眷顾我,感恩。"

失眠博米六:"睡眠的拼音是 shuimian,失眠的拼音是 shimian。辗转反侧夜不能寐,只因少了一个 u。"

失眠博米七:"智商高的人,往往拥有较多的兴奋性神经物质,思维活跃,灵感随时涌现,兴奋状态时间长,需要的睡眠时间就比较短,易失眠。据称,大部分成年人需要的睡眠时间是 7~8 小时,不建议超过 9 小时。据说智商 160 以上的爱因斯坦每天只睡 1~3 个小时。"

究竟是什么让他们沦为失眠症候群中的一员呢?

导致失眠的原因五花八门,不同的原因与结果交织成网,让人千头万绪,剪不断,理还乱。下面我们将慢慢梳理失眠的原因,让你对其脉络有个清晰的理解,不再对失眠的不可控深感恐惧。

一、环境不适

由于环境导致失眠的情况,每个人都可能遇到,无性别差异。随着应激因素的减弱或解除或适应能力的增强,失眠症状随之缓解甚至消失。

不良的睡眠环境包括睡眠环境嘈杂,睡眠条件差,如房间潮湿多虫,床发出吱呀响声,睡眠环境太过光亮等。在旅行的时候,人们有时不能找到合适的住所,或因住所爆满,在巷子里的旅馆将就一晚,结果,那一晚可能便是你的噩梦。具备以上的不良睡眠环境因素,绝对可以上演一部恐怖片。首先,你熄灯躺在床上,发现床吱呀作响;你摸黑起来,踩到软软的物体,感觉有点恐慌;你加快脚步,用手去按开关,却抓到会动的物体,你顿时毛骨悚然,情不自禁地尖叫起来。

环境改变如乘坐车、船、飞机时睡眠环境的变化;卧室内强光、噪音、过冷或过热都可能使人失眠。有的人对环境的适应性强，便不会失眠；有的人则非常敏感，适应性差，环境一变就睡不好。

　　这类型的失眠在小孩子的身上能得到明显的体现。大多数小孩子不习惯在陌生的地方睡觉，所以孩子的妈妈探访亲戚是一件很困难的事情。在安静的夜晚，尖细的哭声简直让人脑袋发麻，怎么哄、怎么逗都无法让小不点安静下来，更别谈睡觉了。小不点会把他失眠的痛苦表达给所有人，让全世界都知道他失眠了，让全世界陪着他失眠。这般惊扰亲戚，妈妈们怎好意思去探亲过夜。

　　时差打破了人们的生物钟节奏，原本该活动的时间现在却要睡觉，原本该睡觉的时候却要外出活动，这样你实在无法逃过失眠。适应能力强的人不在意这些，一两天他们便能适应环境，失眠程度轻微。但是适应能力差的人需要十几天甚至一个月来恢复，若这个可怜的家伙去旅行观光，那等他好不容易适应了异国的生物节奏，又得回国重新接受因时差失眠的挑战。这不是用钱砸自己，花钱折磨自己吗？

　　其实明星们出国工作会经常面对时差引起的失眠，舒淇便曾经因为往返法国——香港而引起失眠，还因此免疫力下降而感冒，深受其苦。上海申花的足球队员阿内尔卡也曾在度假归来后，一直受到时差困扰。在十多天里，他在很多个深夜里都无法入睡。这也直接导致了他在训练中的状态不是很好，差点因此不能参加2012年中超联赛与大连阿尔滨比赛。

二、疾病因素

　　其实任何导致躯体疼痛、身体不适、焦虑或抑郁的疾病都会引发失眠。引发失眠常见的身体疾病有心脏病、肾病、哮喘、溃疡病、关节炎、骨关节病、肠胃病、高血压、睡眠呼吸暂停综合症等，这些都可以来解答是什么原因造成经常失眠。

　　癌症给患者带来了绝望和疼痛，使癌症患者深陷失眠。且随着病情日趋恶化，身体状况越来越差，免疫功能下降，癌症导致日夜不分的疼痛、冒汗，患者实在难以合眼。而更加严重的是由于手术治疗的局限性产生副作用，病人寝食难安，进一步加重失眠。病痛的折磨，死亡的恐惧，无力改变的绝望，这些都是癌症患者安眠的杀手。

此外，糖尿病也会导致患者睡眠不好。其原因大致有：一是糖尿病目前还不能根治，得了糖尿病需要终身服药或注射胰导素，增加了患者的家庭负担。如果控制不好，严重的糖尿病并发症会给患者带来一些心理阴影，心理压力大会导致糖尿病患者失眠；二是糖尿病患者夜间出现低血糖，夜间血糖偏低是引起失眠的一个主要原因；三是老年糖尿病患者性激素水平低；四是部分糖尿病患者甲状腺功能偏低；五是糖尿病患者的血压和心率也会影响睡眠。

其实，一般的疾病也能引起人们的失眠，如牛皮癣等皮肤病。很多朋友正遭受着牛皮癣的折磨，不仅要忍受瘙痒以及由此引起的形象上的问题，还会在很大程度上造成一定的心理压力，失眠问题也接踵而来，严重影响正常的生活。晚上，患者会因瘙痒而情不自禁去抓皮肤，紧接着，觉得其他地方也跟着瘙痒起来，最后，整夜都在与瘙痒奋战，根本无心睡眠。

三、不健康的生活方式

（1）就寝时间不固定，时而夜晚活动，白天蛰伏；时而白天工作，夜晚睡眠，生物钟糊涂紊乱，机体调节睡眠机制失调，导致失眠。

（2）睡前兴奋过度，如活动、聚会等。

（3）不良的饮食习惯，如晚餐吃太多或吃太少，都会造成失眠。事实上，饮用的食物也会对睡眠起决定性作用。

每逢欧洲杯、世界杯，球迷们都失眠了。一种是兴奋地失眠，球迷要找到表现自己独到眼光的舞台，最直接的方式就是猜冠军归属。这样一来，他们必须时刻跟进赛程，导致神经紧张，从而失眠。另一种是日夜颠倒的不良睡眠习惯造成的。欧洲杯、世界杯开赛后，很多球迷每天看球都会看到很晚，赛事结束后，因为机体调节睡眠功能失败，睡眠习惯难以及时调整，晚上便失眠了。

四、紧张与失眠

一场激烈的球赛中，球员你争我夺，观众起伏波动。不仅是赛场上的运动员振奋激越，受感染的场外观众也是情绪高昂，思想专注，忽喜忽悲，瞬息变化，谁也无力让他们的心情保持平静。

一部情浓感人的电影，随着情节的曲折变化，观众的情绪也波涛起伏，时而欣快，时而激动，注意力被紧紧地吸引着，神经处于高度紧张兴奋状态。

球散了，戏完了，但兴奋着的大脑皮质并不能随之马上平静下来。由于强烈的精神刺激，导致体内的肾上腺素大量分泌，整个机体处于亢奋状态，血压升高，心率加快，呼吸也随之增速。此时要将中枢神经系统从高度兴奋的状态抑制下来，必然有个缓慢的过程，要使脑内具有兴奋作用的肾上腺素逐步得到消耗，血压渐降，心率减慢，呼吸平缓，全身松弛，大脑皮层的抑制作用才能顺利地扩展和加深，渐渐地进入睡眠。这一过程的延长，就是造成失眠的根本原因。

五、饮食习惯

英国《自然》杂志发表的文章表示，经过研究，美国洛杉矶大学的科学家发现饮食和环境决定哺乳动物的睡眠需求量。这一发现提供一个有趣的信息，吃肉多的动物睡眠更长。

洛杉矶大学的西格尔博士研究了60种哺乳动物的睡眠习惯后，发现饮食和环境决定了不同种类动物的睡眠需求量。一般食肉动物比食草动物的睡眠时间长，杂食动物则介于两者之间。

例如，狮子每天要睡15~20个小时，而长颈鹿几个星期里可能只睡5分钟。狮子猎到羚羊，吃掉它就能摄取足够一天消耗的能量，没必要再找食，剩下的时间就能安心睡觉，消化食物并补充体力。而长颈鹿每天要吃60公斤植物，才能摄取足够的能量和营养；它还必须时刻保持警觉，因此每次只能睡5分钟。

西格尔博士还发现，在人类身上也存在"吃肉多者，睡眠时间长"的现象。他对此的解释是，吃肉多的人，能够一次摄取更多能量，也需要更多的时间来消化，这使其能放心地睡很久。如果在夜晚过多摄入高脂肪的肉类，会因难消化而难以入睡，但白天摄入多点肉类对于消化力强而又失眠的人不失为一个好方法。

以下食品不仅妨碍睡眠，还会诱发其他疾病。虽然短时间内改变日积月累的饮食习惯有很大难度，但为了健康，我们也应该一点一点地纠正不良的饮食习惯。

1. 高糖分食品

入睡前食用高糖分零食，会妨碍睡眠。富含白糖的食品看似在食用之初可供应大量能量，事实上因摄取大量糖分引起的血糖不均衡，会使能量发生骤然崩溃。而且，过量的糖分会促使胰岛素分泌，而大量分泌的胰岛素会让人感觉头晕和疲劳。因此，睡觉之前应尽可能避免食用紊乱睡眠节律的甜品。

2. 淀粉

玉米、意大利面条、大米、土豆、面粉中含有的淀粉会在消化期间先转化为糖分，之后再转化为葡萄糖。因此，食用过多淀粉类食品会带来与摄取了过量砂糖一样的效果。

3. 面包

睡前尽量不要食用精制面包。由于精制面包的主要成分为白糖和面粉，不仅没有营养价值，白糖还起到阻碍睡眠的作用。当然，食用粗粮面包影响不大，但食用的时候还是尽可能烤着吃。从营养方面考虑，这是最佳的选择。

4. 咖啡因

咖啡、浓茶、可乐以及其他含咖啡因、茶碱的饮料或食物，能使大脑处于兴奋状态，都不适合睡前食用。咖啡还是一种可残留在体内 12~24 小时的强力兴奋剂。虽然具体情况会因每个人的体质有所不同，但白天饮用咖啡，会在夜间引发频醒、缩短总睡眠时间、花费更多时间才能入睡等副作用。不仅如此，咖啡还具有加快心跳和利尿的效果。因此，夜间多尿的人群应远离咖啡和含有咖啡因的食品。

5. 酒精

饮酒会加剧夜间频醒和打鼾。虽然人们在饮酒后的头三个小时内看似进入深睡眠状态，但过了三个小时会逆向地转入频醒和浅睡眠阶段。而且，第二天起床之后根本不会感觉舒爽，反而会带来更加疲惫的状态。尽管突然戒酒后的两个星期会伴随频醒和神经敏感、做噩梦等现象，但过了适应期就可以得到正常的睡眠。因此，贪杯的人应带着耐心逐步减少每日饮酒量。

6. 吸烟

香烟中的尼古丁和咖啡因一样，属于刺激神经的兴奋剂。因此烟瘾较大的人经常会在睡眠中醒来，甚至，还有些人会在睡眠中烟瘾发作而清醒。不管如何，人只要从睡眠中醒来，就会为重新入睡而浪费时间。有研究报告称："吸烟是阻碍人类进入深睡眠的主凶之一。"

7. 辛辣晚餐

辣椒所含的辣椒碱等刺激性物质会通过刺激人体舌尖，进而刺激大脑中枢神经和身体各部分的神经末梢，导致心跳加快、体温上升和较长时间的兴奋。同时，辣椒、花椒、胡椒、大蒜、生姜等食物对肠胃的刺激也很大，易造成胃有灼烧感，继而让你睡不安稳。食用过多辛辣食物、豆制品、洋葱、薯类、碳酸饮料等，会使消化道不适，腹内翻江倒海，自然难以安睡。

所以，尽管大啖麻辣美食，酣畅痛快，感觉很爽，但是如果你想睡个安稳觉，晚餐最好还是离火锅、麻辣香锅、麻辣烫、水煮鱼和香辣蟹等远一点。

8. 油腻晚餐

晚餐要避免过于油腻。如果晚餐丰盛油腻，或进食一堆高脂肪的食物，会加重肠、胃、肝、胆和胰的工作负担，刺激神经中枢，让它一直处于工作状态，也会导致失眠。

最聪明的做法是，把最丰盛的一餐安排在中午，晚餐尽量以清淡口味为主，而且在晚上 8 点钟前吃完晚餐比较合适。如果要吃夜宵，也注意选择清淡爽口的食物。另外，专家建议，晚餐与睡眠最好相隔 4 小时，因为，胃完全排空往往需超过 4 个小时。晚上吃完宵夜一个小时不到便上床睡觉，胃内消化系统还在紧张工作，这种信息传递给大脑，引起大脑活跃，最终导致失眠，夜宵成为现代人的必要餐，工作一天特别辛苦，若老板请吃夜宵，怎能不吃呢？这样一来，过多食用难以消化的食物，会影响睡眠效果。

值得注意的是，晚餐没吃饱，过于饥饿也会影响睡眠，肚子饿得咕噜咕噜地唱着歌，肠子也凑热闹搅和抽动着。因此，夜晚实在饿得不行，也不必忍着，吃点小米粥或牛奶等清淡的流质食品都能帮助你安眠。

六、网络杀手

随着现代社会的不断发展进步，网络基本上已经走进了千家万户，人们在工作生活中越来越离不开网络。但是凡事都有两面性，网络在带给我们巨大的便利的同时，也会给我们的健康带来隐患，特别是处在生长发育期的青少年。专家指出，如果青少年过于痴迷网络，会影响他们的身心健康，特别是容易造成青少年失眠。

专家认为，随着年龄的增长，人体内荷尔蒙的变化会使人们的就寝时间推后，但是这种现象不应该出现在儿童身上。对于十一二岁的少年儿童来说，睡眠不足会造成慢性局部失眠，白天会经常打瞌睡。

在手机上网越来越便利、快捷的情况下，人们开始对它寸步不离了，包括临睡前及睡眠中。

瑞典和美国研究人员的一项最新研究发现,如果睡前使用手机,使用者可能要花更长时间才能进入深度睡眠状态,其深度睡眠时间也会缩短。据英国《每日邮报》报道,一项最新研究发现,手机辐射可能会刺激大脑的应激系统,使人更警觉,精神更集中,放松及入睡的能力因此会减弱。如果在睡前玩手机,频繁刷微博、微信等,会影响睡眠质量,难以入睡,使第二天情绪变差,易焦虑、沮丧。尤其对青少年来说,这种不良影响更大,会导致白天出现认知或情绪问题,如多动、焦虑、学习困难等。

许多人特别喜欢将手机放在枕头边,但手机辐射对人的头部危害较大,会引起头痛、头昏、失眠、多梦等症状,而且这些影响都是潜移默化不易察觉的,所以更需要注意。

七、精神障碍原因

75%的精神疾病患者有过失眠。这类导致失眠的因素占失眠原因的40%以上,导致失眠的原因包括:精神病、心境障碍、焦虑障碍、惊恐障碍等。引起失眠的原因中,抑郁、焦虑障碍应该重视,青中年女性多因此引起失眠。失眠通常是抑郁障碍的前驱或首发症状,广泛性焦虑障碍常慢性迁延。

1. 抑郁性失眠症

抑郁性失眠症是由于患者长期的抑郁情绪导致的长久的反复出现的抑郁和失眠的症状。抑郁性失眠症表现为情绪低落,郁郁寡欢,悲哀,日常生活中的兴趣和欢乐消失,有自责、自罪心理。抑郁性失眠症患者表情冷漠,不愿意与人交往,缺乏自信,夜里两三点钟醒后难以入睡,心绪繁杂。第二天醒来后有头晕等身体不适现象。抑郁性失眠属于重度失眠,持续3个月以上。

【案例】 一名抑郁症女孩在微博上发自杀消息,网上传得沸沸扬扬。

博主"走饭"曾通过微博"时光机"定时发送自杀消息,该微博在一天时间内,被转发3万多次,评论近2万条。跟帖中,大量网友劝慰博主,但结果还是未能阻止悲剧发生。通过这个女孩生前最后一段时间的微博,在她的玩笑刻薄语言下面,我们清晰地了解到她因抑郁而严重失眠。下面是她的微博自述。

2月4日01:21:每天睡前最后一件事就是眼巴巴刷着微博,希望有人跟我说:"你!别睡!!"然后我说:"呵呵,我就睡",然后我就去睡了。呵呵,有情调。

2月8日05:30:我很累的,但是也得支撑着身体去吃安眠药——惊人的毅力。

2月10日05:56:睡不着,翻身。

2月20日22:51:世界上最残忍的事情就是为了早起而早睡。

3月5日00:05:我每晚都很使劲地想睡着,然后就把我的右耳压得很疼。

3月13日23:48:我要是白天思绪像现在如此活跃,估计会杀十个人。

3月18日10:54:我有抑郁症,所以就去死一死,没什么重要的原因,大家不必在意我的离开。拜拜啦。

2. 焦虑性失眠

焦虑性失眠以入睡困难为最突出的临床症状,患者躺在床上以后,翻来覆去不能入睡,脑子里总思考一件事情,不想还不行,越想越兴奋,越兴奋越睡不着,时间长了病人一到晚上就在想今晚会不会睡着,总是担心再失眠,结果真的不能入睡,这样恶性循环的结果造成了焦虑性失眠。焦虑性失眠者焦躁、恐慌、夜间惊醒后无法再次入睡。焦虑性失眠的重度失眠者,持续3个月以上的时间。

【案例】

葛优在2010年新片《气喘吁吁》中饰演的"假大款"患有严重的焦虑症，每天疲于奔命，为生活中各种难题所苦恼，制造了各种笑料。现场，葛优也首次透露从剧中这个神经质的人物身上能找到自己的影子，因为他自己曾患有焦虑症，而且之前从未向公众提及过。他说："焦虑症的首要表现是睡不着，现在也都还老是失眠。"

【案例】

小悦的室友阿玲因身体不适到校医院求诊，当晚服药后上床休息，但没多久就向小悦呼救称自己非常难受。小悦立即拨打120求救，然而，120急救车赶到时，阿玲已无生命体征。小悦表示，阿玲猝死后，她与另两名同宿舍的同学都惊恐不安，但校方并未为她们调换宿舍，以至于她时常焦虑失眠，尤其在宿舍里，她不愿与另两名同学交谈，逐渐发展为失眠、失语。两个月后，经脑科医院诊断，小悦不但患有重度恐惧症，而且有中度焦躁症状。

3. 精神分裂症失眠

精神分裂症是以思维、情感、行为等多方面障碍及精神活动不协调为主要症状的一种疾病，多发于青壮年，起病较缓慢，自然病程多迁延，常有反复加重和恶化的情况，部分患者可以痊愈或基本痊愈，一般患者意识清晰，智能良好。

精神分裂症患者发病往往都是从失眠开始的，失眠形式表现多种多样，有的表现为入睡困难、易醒、多梦；有的表现为日夜颠倒，白天睡，晚上不睡、吵闹或起床活动，总的睡眠时间明显减少。精神分裂症患者的睡眠脑电图会出现异常，快速眼动睡眠有明显改变，快波睡眠时间缩短。精神分裂症患者入睡的时间明显长于常人，正常人平均17分钟可以进入睡眠，而精神分裂症患者要多于正常人20分钟才能入睡，一般入睡时间超过30分钟。

急性期一定出现入睡困难、中途觉醒或熟睡困难等失眠症状，多数患者的失眠状态可持续存在直到缓解期。其原因可能与精神分裂症的神经机制异常、过度镇静引起的白天活动减少、抗精神病药的副作用有关。

4. 躁狂症失眠

一类以心境高涨为主要特征的心境障碍称为躁狂症，躁狂发作以明显而持久的心境高涨为主，与其处境不相称，表现为高兴、愉快、欣喜若狂。有些以易激惹为主，严重可出现幻觉、妄想等精神病性症状。躁狂症往往表现为自我感觉特别好，认为自己聪明、有才干，表现为思维敏捷、精力充沛、语言增多、忙碌不停、乱花钱、性欲亢进等，此外还有明显的睡眠障碍。睡眠时间上的需要明显减少是躁狂症睡眠障碍的主要特征。患者整天忙忙碌碌却没有疲劳感，睡眠时间极少，稍打个盹又外出活动，总认为自己根本不需要睡觉。

躁狂症睡眠障碍的脑电图表现为3/4快速眼动睡眠潜伏期缩短，整个快波睡眠时间缩短。觉醒时间长，觉醒次数较多，实际睡眠时间少，睡眠的效率和维持时间平均降低。

八、心理因素

在引起失眠的因素中，由生理、疾病、药物及饮食因素所致失眠者要远远少于由心理因素所致病的人数。归纳总结，目前主要有五类导致失眠的心理因素。

1. 怕失眠心理

许多失眠患者都有"失眠期待性焦虑"，晚上担心睡不着，或是尽力让自己快入睡，结果适得其反。"怕失眠，想入睡"，本意是想睡，但"怕失眠，想入睡"的思想本身是脑细胞的兴奋过程。因此，越怕失眠，越想入睡，脑细胞就越兴奋，故而就更加失眠。患者逼着自己努力睡着,并将睡不着的后果想得糟糕至极,来回反复地担忧导致焦虑,这样一来,他们反而更加睡不着了。许慧欣伤感的《失眠》,"用尽力气快点睡,反而累得不能睡",最能表达这种心理。失眠只是暂时的黑暗,那些不停与它斗争的人们应该停战。

2. 自责心理

有些人失眠是因为感到内疚自责,在脑子里重演过失事件,并懊悔自己当初没有妥善处理。白天由于事情多,自责懊悔情绪稍轻,到夜晚则"徘徊"在自责、懊悔的幻想与兴奋之中,久久难眠。

3. 期待心理

期待心理是指人期待做某事而担心睡过头误事,因而常出现早醒。比如一位"三班倒"的网站管理员,由于上大夜班(夜里12点上班),常于晚7时睡觉,因害怕迟到,睡得不踏实,常常只能睡上1~2小时,就被惊醒,久之便成了早醒患者。也有的人往往在晋升、职称评定、分房结果快要公布前处于期待兴奋状态,难以入睡。

4. 犹豫不决心理

有的人受到突发事件刺激后,不能做出正确的反应,手足无措,不知如何是好,以致晚上睡觉时也瞻前顾后,左思右想,但始终处于进退维谷、举棋不定的焦急兴奋状态,从而引起失眠。

5. 担心害怕心理

有的人生性胆小怕事,有担心害怕的心理,每到晚上天黑下来就怕这怕那,不敢一个人到房间去,怕有"鬼"有"神",尤其是一个人在房间里时,更是明显,甚至不敢一个人睡觉,心神恍惚,睡在床上仍心悸不安,大脑被"鬼"、"神"所困扰,这种人往往入睡困难,即使睡着了也往往是噩梦不断。

从性格上讲,具有抑郁和完美主义倾向性格的人容易产生失眠,由以上心理因素导致的焦虑、烦躁不安或情绪低落、心情不愉快等,都是引起失眠的重要原因。

另外,不成熟的应对方式、缺乏社会支持、敏感多疑人格特征、紧张的人际关系等都会引起失眠。

　　心理学家通过研究发现,失眠患者比正常人更倾向于用自责、幻想和退避等不成熟的应对方式来应对问题,且失眠症组的症状自评量表(SCL-90)总分及躯体化、抑郁、焦虑、睡眠障碍各因子分与对照组比较有显著差异。失眠者还是缺乏社会支持的人,即没有亲人朋友给予安慰和支持。

【案例】

　　张先生今年55岁,曾是一名老师。经张先生诉说,他第一次失眠是因为老伴丢了700块钱,两人因此吵了一架,他生气的那天晚上一直没睡着。赶巧的是,第二天张先生又和女儿闹得不愉快,再次动气,结果又失眠了。两次失眠后,他开始很害怕失眠持续下去,于是开始用一些"科学"的方法控制自己,摆脱失眠。结果越控制越紧张,一到黑夜降临他就紧张不安,每天看完新闻联播就洗脚,之后上床等着睡着,可越等越睡不着,就这样他的失眠持续了5年。

　　为了控制自己的情绪,他把家里的钟表都停了,因为只要看到钟表,他就体会到熬点儿的痛苦,停掉钟表后他希望能减轻精神负担,可依然没有用,后来张先生干脆跟老伴分房。

九、应激事件和压力

　　重大的生活事件、突发的打击造成的不良情绪、心理阴影,会使人产生心理和生理反应,导致神经系统的功能异常,造成大脑的功能障碍,从而引起失眠。苏打绿的《失眠》描述一个失眠者在思念旧日恋人:"每根头发都失眠,天空它究竟在思念谁,是不是都和我一样,挥不去昨日甜美的细节,才让今天又沦陷。"这主要是因为未完美处理的生活事件遗留下的未了情结导致的失眠。

【案例】

　　大学的临床心理学老师是个知识渊博的博士，讲课常令听课者反思。一次，她向我们分享了她近期面对的一个重大打击：她的孩子发烧至40度，立即送到医院，医生诊断认为孩子可能患了尿毒症。老师顿时觉得腿都软了。本来折腾了一夜累得够呛了，但无论她爱人怎么劝她，她仍不肯去休息，坚持等所有的检查结果出来进行确认，因为她知道她无论如何也睡不着。换成是任何一个正常人得知自己孩子患有严重的疾病，都将会失眠。

　　虽然韩剧中的女生知道自己得了绝症后，一副淡然赴死的状态，还要想方设法去隐瞒男主角，但我确信她还是会失眠的，只是那些不浪漫的镜头导演没拍下来。医生在告诉病人病情时必须要衡量一下病人的接受能力，必要时要对病人进行心理干预。如果你因遭受重大打击长期无法入眠，自己又调节不过来，就需考虑求助于心理医生。

【案例】

　　2012年5月27日，汤姆斯杯羽毛球赛在武汉落下帷幕，中国男队最终以3：0轻取韩国男队，实现中国首次汤杯五连冠传奇。世界羽毛球历史上男单唯一全满贯得主林丹再创历史辉煌，成为国羽史上首位捧起16个世界冠军奖杯的第一人。不过，赛后林丹坦言，在决赛前一晚，他曾因为"想得太多而没睡好觉"。

　　汤姆斯杯羽毛球赛对于林丹来说是应激事件，所以在比赛前晚，林丹因赛前焦虑而产生了失眠。而比赛后，应激事件消失，林丹便不会因为此事而失眠。

十、性别与失眠

调查研究发现，女性失眠的人数远远高于男性。女性比男性更易失眠，这里面到底有什么奇妙的玄机呢？

这主要是由于女性独特的生理特点决定的。女性有着独特的生理过程，如月经、妊娠、分娩、泌乳和产褥等。

月经前期，因雌性激素水平增高、黄体酮缺乏等影响，常可引起性激素之间的不平衡，出现胸闷、焦虑、悲伤欲哭、对各种刺激过敏等症状。产褥期间，由胎盘分泌的黄体酮、雌激素水平下降，易致脑机能障碍，也易出现失眠。

除了受女性本身独具的生理因素影响外，还与文化、传统的伦理道德教育有关，在这种社会环境影响下，女性往往性格趋于内向保守，情感更为丰富，对情感的体验也更为细腻、敏锐。所有这些，都是女性成为失眠的易感人群的因素。

准妈妈、新晋妈妈，还有已到中年的妈妈们也是受失眠困扰的群体。据一些调查显示，准妈妈们的失眠症大多是因为体内黄体酮的激素变化所致。在孕早期(怀孕前三个月)，大多数准妈妈在白天会觉得非常困乏，这往往是怀孕的第一个征兆，可能会早于妊娠反应。白天的困乏可能是由于体内黄体酮的增加所导致(黄体酮有镇静作用，过多的黄体酮产生了过度镇静引发的安定睡眠感)，或者是体内铁元素的缺乏。

而很多产后妈妈在白天劳模般地照顾小宝宝们，只能在宝宝安睡下来后抓紧时间补觉，小憩一番，但是仍然有一部分新妈妈还是入睡困难，甚至有睡眠障碍。

而另一些患有长期失眠症的中年妈妈们，她们的年龄集中在42~55岁，正处于更年期，这个时期的女性容易因雌激素和黄体酮分泌不稳定而出现心悸、潮热、失眠等症状，白天潮热出现次数多的女性在夜晚也可能因潮热而惊醒。

缺少正常的性生活或性生活不和谐也会引起失眠。造成失眠的性生活不满足可分成两种情况,一是长期压抑没有性行为,还有一种是虽然有性行为,但长期没有质量。尤其是后一种情况,更容易被大家忽视,其危害也更大。

　　专家提醒,夫妻应有和谐的性生活。若没有实质性生活,爱抚、亲吻等行为也有助于睡眠。美国生理学家曾经做过大量的调查,发现性生活不完美是一些人尤其是女性失眠的重要原因。

　　当一个人正处于性欲旺盛时期而又长时间得不到发泄时,神经系统便处于高度的亢奋状态,焦虑不安、烦躁,于是失眠便接踵而来。这一点在女性身上表现得更加突出。这是因为男女的性欲、性高潮和性欲消退期等都有较大的差距。男性的性欲能很快激发,并在整个性交过程中可以很快地达到性高潮,性高潮过后性欲又可以很快消退。因此,男性只要一旦达到了性高潮(哪怕是手淫之后),就可以很快地安然入睡。但是女性则不同,女性的性欲要有一个较长的发动过程,平台期也较长,即使达到了性高潮之后性欲的消退也是缓慢的,所以女性在性交过程中比男性更难达到完美和谐的程度,这样,女性更容易产生失眠。

　　完美和谐的性生活对睡眠有促进作用。因为热情奔放的性行为过后,紧张激动的身躯得以放松,肌肉在满足之后的疲倦中得以舒展,心灵在愉悦的飘荡之后得以放松。因此,夫妻俩需共同享受性生活带来的美妙体验,然后再同衾共枕,一同进入梦乡。

【案例】

　　严苏的短篇小说《天缺一角》描写了一对因失去正常性生活而面临中年危机的夫妻。小说中的女主人公陈影往日最爱睡觉,往床上一躺就睡着,还发出轻微的鼾声,打雷都不会醒。但现在步入中年,她彻底失眠了,通过数数和药物治疗仍然不见效果,最后将兴趣转移到赌桌上,才暂时摆脱了失眠。但这只是表面现象,隐藏的原因是他们不和谐的性生活。其实,妻子陈影整夜睡不着是因为丈夫夏天的性功能出了问题,对妻子的身体不感兴趣。妻子只能改变自己的生活方式,以缓解焦虑情绪,压抑身体上的欲望。

十一、年龄与失眠
(一)婴幼儿也会睡不好

研究发现,婴儿在睡眠中的活动次数是成人的两倍。婴儿睡眠时间的一半都处于活跃的睡眠状态,如眼球快速转动,大脑活动活跃,这种状态会帮助他们建立和发展脑细胞新的功能联系,增强学习能力。一般来说,新生儿一天睡 16 小时,出生后 3 个月睡 14 小时,6 个月到 1 岁的需要睡 12~13 个小时。即婴儿一天有一半的时间应处于睡眠阶段。

那么,在这种我们俗话说的无所挂念的情况下,婴儿怎么也会睡不好的呢?

1. 内部因素

因为大脑神经发育尚未成熟,婴儿生理上尚未建立固定的作息时间表,而生物时钟日夜规律的调整,要倚赖婴儿生理成熟度的配合。

调查表明,神经系统兴奋性较高的婴儿,生理成熟度往往晚些,容易出现睡眠不安的情况。这种婴儿相对睡眠好的婴儿,性格可能更趋向活跃、外向、敏感。可能就是一个小天使宝宝哦。

2. 外在因素

(1)饥饿。多见于新生儿和 3 个月之内的婴儿,这时需要哺乳或喂奶来解决。稍大的婴儿如果睡前吃饱,可以排除这个因素。天气干燥的情况下,婴儿夜间可能会口渴,给他补充点水分可以让他安眠。

(2)缺钙。缺钙是导致婴儿睡觉不安稳的首要因素之一,大多数妈妈都会考虑到它。缺钙、血钙降低可引起大脑植物神经兴奋性增高，导致婴儿夜醒、夜惊、夜间烦躁不安，睡不安稳。解决方案就是给婴儿补钙和维生素 D，并多晒太阳。

（3）过热。新晋家长可能过分保护婴儿，盖了太厚的被子或穿了过多的衣服，使婴儿不舒服，也容易生病。如果室温已经挺高，再盖上小被子，婴儿自身散热能力差，会因过热而醒来。这时只要减少衣物和被褥即可解决。

（4）腹胀。1 岁以内的婴儿都会出现这种情况。如果睡前吃得过饱，或喝奶后没有打嗝排气，婴儿都会因腹胀而醒来。大点的婴儿多半是睡前几小时内吃了一些难以消化的东西。注意按摩、排气和调整饮食即可解决。

（5）尿湿。尿布太湿或勒得太紧，也会使婴儿不舒服。有的婴儿想尿尿又不愿尿在尿布上时，也会翻来覆去睡不安稳。

（6）睡前逗弄得太兴奋。在婴儿入睡前 0.5~1 小时，应让婴儿安静下来，睡前不要玩得太兴奋，更不要过分逗弄婴儿。免得婴儿因过于兴奋、紧张而难以入睡。

（7）环境的改变。有些婴儿对环境很敏感，比如从自己家到外婆家，尽管仍然是妈妈抱着入睡，但睡醒后突觉环境变了，也会警觉得睡不着。

（8）出牙或身体不适。婴儿出牙期间往往会有睡不安稳的现象。

（9）不良入睡方式。许多家长为了让婴儿尽快入睡，会想些办法来帮助婴儿入睡，如抱着哄哄婴儿，睡觉前给婴儿吃些东西，或是让其含着奶嘴等。虽然这些助睡方法在短期内可以使婴儿的入睡时间缩短，但却会让婴儿对此产生依赖性，一旦这些条件不存在了，他们就很难入睡。

婴儿稍大一些后，其入睡困难往往与家长不正确的抚养方法有关，如抱着孩子等其睡着后再放到床上，和孩子一起睡，蒙头入睡等。

另外，以下两个原因也会引起幼儿失眠。

1. 睡眠恐惧

幼儿对夜晚恐惧，而其父母往往不知道。甚至，有的幼儿将"睡眠"与"死亡"混为一谈，认为睡着了自己就死了，因而恐惧睡眠。从一些电影中，我们有时会看到这些片段。

家长在睡前应避免让孩子看恐怖的电影画面或玩血腥的游戏，帮助孩子找到睡眠的安全感，交流让他产生不安想法的原因。

2. 日常生活变化

如父母出门，移往陌生的新屋，经常更换抚养人以及担心父母出差分离等，这些生活上的改变，都会使幼儿感到不安，从而失眠。从心理学角度看，幼儿的入睡困难与不安全依恋存在明显关系。

【案例】

小明跟爸妈周末去外婆家，由于父母周一都有重要的工作，就把小明留在外婆家住几天。小明本来跟外婆也挺好的，但是不知为什么，在爸妈走后，小明开始着急，晚上怎么也睡不着。

【案例】

小彬则是因为睡前玩的时间太长，兴奋过度，使得精神不能很好地被抑制下来，导致入睡困难，俗称"闹觉"，或进入浅睡眠阶段后很快又醒过来，很难进入深睡眠阶段。

(二) 儿童的失眠

年龄较大的儿童失眠更多是由学习、家庭、社会等因素造成的焦虑不安。那么我们来探讨一下儿童的失眠的原因。

(1) 睡眠节律紊乱：孩子上学后，夜晚学习时间过长，原有的睡眠节律被打乱。

(2) 看了恐怖的画面。

(3) 白天游戏过度。

那么，应该如何注意儿童的睡眠呢？

(1) 父母给孩子定下良好而规律的生活时间表。

(2) 防止孩子精神紧张和心理不安。平时应跟孩子做好互动沟通，睡前不看惊险内容的电影和游戏，也避免听类似的节目和新闻事件，父母探讨有关内容时避免儿童在场。

(三) 学生失眠

【案例】

  初三的女生小周，原本学习成绩处于前列，性格较开朗，与同学间的相处很融洽。从中学入学起就一直憧憬未来能去市重点中学，父母和老师也对此抱有很高的期望。可是自从进入毕业班后，她就感觉力不从心，白天勉强能上课，到了晚上一看书就想睡，但是，索性放下书本去睡觉又觉得很难入睡，睡觉时经常觉得一连串的梦伴随着，弄得她精神十分不好。

这是一个典型的中学生的失眠案例。进入青春期的孩子身心发展变化巨大，情绪也处于变化与波动中，所谓"疾风骤雨似的青春"。这个女孩子，对自己要求严格，总想着让自己在书桌前待上更多的时间，对自己的学习近乎强迫式了，大脑没得到合理的休息，就是常说的没有科学地用脑，"欲速则不达"，反而会降低学习效率。不过，这样的情况只要能适当地调整，自然能得到改善，但是这个女生的心理负担太重，总觉得时间步步逼近，再不把成绩提上去就更糟糕了，因此而陷入恶性循环。

专家诊断认为，它是属于青春期睡眠障碍。常见症状有入睡困难、多梦，整天昏昏沉沉，进而导致上课时注意力不集中，经常错过上课的重难点环节。

【案例】

高一女生小静，父母均是知识分子，小静的爸爸是大学老师，妈妈是个研究型学者，他们对小静的管教从小就很严格。爸爸妈妈总叮嘱她不要与男同学有除学习以外的更多交流，所以小静的朋友里还从没有过一个男孩子。爸妈还不许她看《红楼梦》这一类的书籍，她的阅读书目经常是爸妈"审核"后罗列给她的。

后来小静经常做噩梦，梦见有人遮住自己的眼睛。爸妈把她带去心理咨询室，咨询师给了她一副墨镜。过了一段时间，小静才道出原委，她在男同桌的一次无意捉弄中，看到上课的班主任老师裤子没拉拉链。后来不知怎地，她经常在走路时斜下眼睛，看那些拉链；越是知道不好，越是控制不住，还伴随着很重的自罪心理和羞耻感，后来就不大敢去上课和室外了，而且每晚几乎都做噩梦。后来经过咨询师的讲解，小静才知道，自己之前觉得谈男女交往是很龌龊的事，这种观念也是完全错误的。慢慢地，小静的失眠也得到了改善。

当然，这是青春期一个由于性观念和性知识没被正确地引导而产生的扭曲羞耻感和清白感很强而造成的心理问题，进而引发失眠。

(四) 当失眠缠上年轻白领

虽然目前中国的白领不像十年前那样稀罕，代表着高品位、优雅的小资情调，但也还是相对稳定的一个阶层，大多数人还是会羡慕他们……但只有较少人了解他们日常生活里的一大困扰：失眠。

由于压力大、竞争激烈、生活不规律等原因，在朝八晚五的上班族生活中，年轻白领常常用脑超负荷，产生失眠、偏头痛的症状。

据世界卫生组织调查，随着社会生活节奏的加快，失眠症的发生率呈上升趋势。约有30%的成年人患有失眠症。令人遗憾的是，失眠人群中约60%的患者都不把失眠当作病，从没有治疗过。在中国，白领这一群体中的失眠状况不容忽视，近一半人不但长期处于亚健康状态，而且都或多或少地被失眠困扰。

(五) 中年人的睡眠危机

俗话说，"人到中年万事忙"，鼎盛时期的中年人，集公事、私事、琐事于一身，以致失眠率跃居榜首。

1. 缓解心理压力

处于社会变革、节奏加快、竞争激烈的时代，每个岗位的人心理压力都很大，其中上有老下有小的中年人压力更大。中年群体需要注意缓解白天沉重的心理压力，避免影响晚上的睡眠质量。

2. 淡化经济因素的重要性

中年人在家里是挑经济重担的主力，买房、购车要贷款，孩子教育经费昂贵，年迈父母需要经济帮助，礼尚往来的很多"人情债"……但是，把这些看得太重会影响身心健康，影响睡眠质量。学学陶渊明"采菊东篱下，悠然见南山"的超然心态。

费斯廷格的认知失调理论表明：要协调认知的话，可以有四种选择。

①改变态度；
②改变认知的重要性；
③增加新的认知要素；
④改变行为。

中年人如果不能改变自己的经济条件，只能换一种态度，或者不要那么看重经济因素。我们不能左右天气，但我们可以左右自己的心情。同样，我们不能左右经济，但我们可以左右自己的心境。

3. 协调家庭关系

中年人首先应该协调好夫妻关系，其次是协调好与父母、子女之间的关系。只有在融洽欢快的气氛中才能保持好心态和好心情！

4. 处理离职前心态

在接近退休年纪时，人们往往会产生离职前焦虑。有些是担心自己退休，有些是急着想退休但又控制不了产生的焦虑。此时，要做好离职前准备，做个简单的计划，舒缓心情。

（六）爷爷奶奶不缺觉吗

人们对老年人睡眠的普遍认识误区是，觉得爷爷奶奶辈（65岁以上）不缺乏睡眠，总认为老年人只需要一点睡眠时间就够了，这种看法并不完全正确。很多老年人比其年轻时容易失眠，睡眠呈现阶段化，入睡时间延长，易早醒。老年人失眠的原因多是器官衰老，官能退化。

老年人凌晨容易早早醒来，他们每天夜里总的睡眠时间只有5~6个小时，不过，他们在白天也往往有浅浅的"补睡"，也许他们正是以这种方式来弥补夜间睡眠的不足。他们的睡眠结构与年轻时有显著的变化，主要是慢波睡眠第三、第四阶段期深睡减少，快速眼动睡眠减少，故而睡眠表浅，觉醒次数较多，早醒尤其突出。

就好像在生活中出现的那样，在公园里读报的老人，或者另一种更具电影感觉的画面，织着毛衣的老奶奶的手突然在毛线中停下来，他们逐渐低下了头，闭上了眼睛，有时甚至会伴随轻轻的鼾声，流口水，进入了浅睡眠阶段。当然，被动打盹也可能与脑功能衰退有关。

那么老年人应注意哪些睡眠问题呢？

1. 对更年期要有心理准备

失眠症随年龄增加而增加（主要指严重/慢性失眠）。调查表明，老年人睡眠困难的发病率是65岁以下成年人的1.5倍。

另外，更年期的男士和女士失眠概率极高。更年期是指女性45~55岁（绝经期），男性55~65岁这一年龄阶段，是由中年向老年过渡的阶段。这一时期，肌体的新陈代谢和内分泌功能，特别是性腺功能逐渐向衰老过渡，并处于一种不稳定状态，这样便容易在精神因素或躯体因素的影响下出现内环境平衡失调。女性在这个阶段会因为身体雌激素分泌下降，体内激素平衡失调，从而导致失眠，加上生活中的一些琐事，就会变得十分神经质。当父母处于这个阶段时，要体谅并疏导他们的情绪，跟他们解释更年期失眠的知识，让父母们能乐观应对更年期失眠。

2. 不要依赖安眠药

偶尔吃一两次安眠药没关系，如果长期服用就要注意了。新研制出了许多几乎不会产生依赖性和毒性的安眠药，但是，再好的安眠药，也会使人产生心理上的依赖。如果长期服用安眠药，就会产生必须借助安眠药才能入睡的强迫思想，时间一长会改变睡眠结构和脑波。同时，长期服用安眠药的人容易发胖。

美国睡眠障碍专家卡洛斯·申克博士表示："人类对睡眠的欲望与食欲相近。"他所作的报告显示，服用安眠药酒石酸唑吡坦的人，在梦游状态下会暴食。而且安眠药有可能造成智力损伤。虽然安眠药的性能已经得到大幅改善，但是目前还只停留在帮助入睡的阶段，无法使人感受到充分睡眠后的舒适感。对失眠症患者来说，安眠药只能治标不能治本。

另外，由于老年人肝肾功能随年龄的增加而减退，随便吃安眠药可造成肝肾衰竭，产生耐药性，引起精神障碍，诱发其他疾病。

【阅读】

安眠药小知识及禁忌

安眠药在体内大多是经过肝脏、肾脏代谢的，长期服用会增加肝肾的负担，有的还会引起肝脏肿大、肝区疼痛、黄疸、水肿、蛋白尿、血尿及恶心、腹胀、食欲不振、便秘等肝肾功能损害及肠胃反应。有的安眠药还会导致精神不振、智力减退，血压下降等蓄积中毒症状，甚至引起呼吸循环功能障碍情况。因此，老年人服用安眠药时更应小心。

长期用药的老年病人不要违背他们的意愿强行撤药，这种情况下小剂量使用安眠药反而是必要的。需要减药时，减低用药剂量的速度宜慢，采取逐级递减的方法，防止引起睡眠紊乱或反跳现象。慢性肺功能障碍者，因安眠药物可引起呼吸抑制，因此应慎用安眠药。

第三节　失眠的危害

美国研究人员曾做过关于失眠危害方面的实验。结果表明，如果人连续40个小时不睡觉，处理数字、正确说出色彩名称、回忆某件事情等精神作业能力就会明显下降；如果50个小时不睡觉，活动能力、体力、人格等方面都会下降；如果在此基础上再将被试者单独放在一个房间内，被试者便会出现精神病似的幻觉和类似幼儿的举动；如果连续70个小时不睡觉，人的注意力和感觉就会麻痹；到了120个小时后，人就会陷入精神错乱的状态。

毋庸置疑，失眠对人的身体、心理伤害极大。偶尔的失眠带来的是第二天的疲倦和动作不协调。长期失眠的人职业行为不佳，注意力不能集中，记忆出现障碍，工作力不从心，事故发生几率较睡眠正常的人高2倍。可想而知，失眠症于我们的社会工作生活带来多大的危害，给我们的生命带来多大的威胁。

而睡眠是维持人体生命极其重要的生理功能，犹如空气一样，对人来说必不可少。失眠就好比用枕头蒙住你的嘴鼻，让你呼吸不畅甚至窒息，进而危害你的生命。

【案例】

据《三湘都市报》报道，湖南长沙一名26岁球迷自欧洲杯足球赛开赛后，每天熬夜看球一场不落。6月18日，他与朋友踢球并相约在酒吧看球后，该男子19日凌晨5点回到家中，开着空调睡觉，一睡再也没有起来。医生分析，这位球迷熬夜、喝啤酒、开空调睡觉诱发病变。

一、对身体健康的危害

失眠使身体免疫力下降，对各种疾病的抵抗力减弱，长期失眠会引发高血压、心脏病、高血脂、老年性痴呆等多种疾病。失眠导致身体发育迟缓和亚健康，过早衰老，缩短寿命。在女性身上能够较为明显地观察到失眠的危害，长期失眠的女性或者消瘦憔悴，或者肥胖肿大，睡眠不足的她们黑眼圈严重，皮肤干燥粗糙。再者，难以入睡的女性内分泌失调，导致痘痘增加、脱发、脾气暴躁等。总而言之，对于女性，衰老是可以在一个失眠的晚上发生的。

小孩子睡眠不好特别影响健康，一旦晚上失眠，不停息的哭闹就会让他们的喉咙发炎、咳嗽，而这一病症又使孩子更加难以安睡。由于身体免疫力下降，再加上小孩子抵抗力本身就较弱，所以，感冒发烧等疾病随之而来。

二、对工作、学习和生活的危害

失眠往往导致记忆力减退、白天精神不振、工作效率低、紧张易怒、与周围人群相处不融洽、抑郁、烦闷，严重的还会导致悲观厌世。据美国某空军基地一项纵向研究发现，失眠的人与睡眠正常的人相比，升职比较难，工资偏低，常常不能延长服役期。

【案例】

高考结束后，很多考生由于失眠导致考试发挥失常。一网友在就"高考花样宣泄"话题谈感想时提及："高考前的那个晚上一直害怕失眠，结果真的失眠了，2点才睡熟，考语文时打瞌睡了，失眠把我害惨了！"考完语文后，他感觉到很后悔，很多本该拿分的因为一点点的失误而失分。

三、对心理健康的危害

持续一周失眠的人会变得急躁、恐惧、紧张、注意力不集中等，严重时还可能出现定向障碍或共济失调，并可能出现幻觉、妄想等严重的精神障碍。

连续失眠还会使人白天精神萎靡或不能保持旺盛的精力，进而影响社会功能。长期失眠会造成注意力不集中，思维能力下降，产生抑郁、焦虑、精神紧张等情绪，大脑皮层功能失调，引起植物神经紊乱，严重者还会形成精神疾病。失眠还可导致自杀率增大。一般抑郁症患者最后自杀时都是非常开心的，其中一个因素便是他们再也不用忍受失眠的痛苦了。

【案例】

在 2004 年初结束的英国"不睡觉大赛"中，19 岁女孩克莱尔坚持 178 小时不睡觉，终于获得冠军，赢走 18 万美元大奖。但是，赛后参加采访的克莱尔坦言比赛过程非常痛苦，期间曾出现幻觉。

四、失眠与亚健康

在日复一日的单调生活中，你是不是觉得自己越来越累，越来越没有活力？在我们周围，疲倦仿佛是一种病毒，正悄无声息地在城市里蔓延。每天晚上睡不安稳，总是神色木然，脸色不佳，时时觉得身体疲乏酸痛，情绪消沉，百无聊赖……但是跑到医院检查，医生又会说你没病，纯属杞人忧天。真的是如此吗？

据权威数据显示，我国目前患有失眠的人群即将突破 2 亿，占全国人口总数的 15.3%，也就是说平均 10 个中国人中就有 1~2 个人失眠。而全世界有失眠的人的比例更是占到了人口总数的 30%。可见，失眠，已经发展成为了全球性问题，成为影响人类健康的又一杀手。

从我们和失眠做朋友后，了解了它的许多毛病与危害，也了解到它会危害我们的生理和心理健康。但失眠并不只是有害无益，它实际上是健康的预警，能帮助我们发现身体心理存在的隐患。

现代城市生活空间拥挤，住房紧张，交通堵塞，竞争压力大，大多数城市中的人都处于亚健康状态，即在健康和疾病之间徘徊。而一谈到亚健康，失眠便会紧跟着这个话题出现。失眠是亚健康最具代表性的表现，而亚健康又会加重失眠，"狼狈为奸"是描述亚健康与失眠最贴切的词语。

现代大学生有相当一部分人群处于亚健康状态，他们通常凌晨一两点还在QQ群上喊寂寞，在微博上发表失眠感悟。第二天，因为昨晚失眠不好而睡到中午，早餐中餐一起解决，往往再又落下胃病。做什么都没精神，也没精力去做什么。浑浑噩噩又一天，转眼间毕业了。啥都没学到，倒是把身体搞垮了，把睡眠给丢了。

【案例】

小薛最近处于严重的焦虑、失眠、头脑混乱的亚健康状态，情绪波动非常大。下午考试时，明明背了三遍的知识点居然忘记了，无论怎么想，就是记不清了，脑袋一片空白，大概是晚上睡眠不好。事情太多，小薛想变成蜘蛛，好多几只手来把事情做完。论文、作业、答应别人的事情、考试复习等把她埋在了最底层，令她窒息。晚上脑袋中还在盘算着如何构思文章，如何让语言变得华丽而富于幽默，小薛满脑子的想法，都装不下睡眠这个东西了。

偏偏这时，小薛的身体也开始不争气了，由于长期坐在电脑前，背和颈椎总感觉僵硬、酸胀，又赶上痛经，还被感冒缠上了。更可悲的是，因为忙于各类事务，宿舍人际关系紧张，逛街不再有小薛的参与，网购没有小薛的怂恿，疯狂没有小薛的身影，小薛在校园里孤零零独行时，百味杂陈。晚上，小薛累趴在床上，失眠中…

【案例】

某校一名计算机专业学生因酷爱打游戏，不分昼夜地坐着致使脚部出现问题，只得休学回去治疗。该同学亚健康程度严重，惯于利用网络与人进行交流，日常人际关系淡漠，再加上长期不运动，导致身体免疫力下降。因夜里沉浸于网络游戏中，无心睡眠，实在困了，躺在床上，脑中也是在回放着如何升级，如何打怪的画面，从而入睡困难，睡眠质量差。

【测试】

阿森斯失眠量表

用国际公认通用的阿森斯失眠量表进行一下自我评估。根据自身的实际情况选择答案，将自己上个月每周经历至少三次的项目圈点出来。

1. 入睡时间（熄灯后到睡着的时间）
   A. 没有问题　　　　　　　　B. 轻微延迟
   C. 显著延迟　　　　　　　　D. 严重延迟或没有睡觉
2. 夜间苏醒
   A. 没有问题　　　　　　　　B. 轻微影响
   C. 显著影响　　　　　　　　D. 严重影响或没有睡觉
3. 比期望的时间早醒
   A. 没有问题　　　　　　　　B. 轻微提早
   C. 显著提早　　　　　　　　D. 严重提早或没有睡觉
4. 总睡眠时间

A. 足够　　　　　　　　　B. 轻微不足
　　C. 显著不足　　　　　　　D. 严重不足或没有睡觉
5. 总睡眠质量(不论睡眠时间长短)
　　A. 满意　　　　　　　　　B. 轻微不满
　　C. 显著不满　　　　　　　D. 严重不满或没有睡觉
6. 白天情绪
　　A. 正常　　　　　　　　　B. 轻微低落
　　C. 显著低落　　　　　　　D. 严重低落
7. 白天身体功能(体力或精神：如记忆力、认知力和注意力等)
　　A. 正常　　　　　　　　　B. 轻微影响
　　C. 显著影响　　　　　　　D. 严重影响
8. 白天思睡
　　A. 没有思睡　　　　　　　B. 轻微思睡
　　C. 显著思睡　　　　　　　D. 严重思睡

☞【评分标准】

　　选 A 者得 0 分，选 B 者得 1 分，选 C 者得 2 分，选 D 者得 3 分。如果总分小于 4，无睡眠障碍；如果总分在 4~6 之间，可能存在失眠；如果总分大于 6，肯定存在失眠。

第四章

我的睡眠我做主

第一节 提高睡商

现在不仅有丁克族、蚁族、草食族等,还出现了新新族——低睡商一族。

睡眠轻视族:认为睡觉是浪费时间,该睡觉的时候,可以看书、工作、娱乐、喝酒……总之,就是不睡觉,毕生与睡魔作斗争。

主动不眠族:生怕别人说自己"怎么睡那么早啊?"所以就是不睡觉。视凌晨两点以前入睡为可耻。主要是怕自己睡得太好成为异类,最终想睡好也不行了。

失眠恐慌族：最担心和别人一样失眠，偶尔一次睡不好就情绪紧张，害怕失眠会让生活不顺，其结果可能由业余睡不好向失眠转正。

睡眠挑剔族：因为可能发生的一切原因睡不好，有各种顽固的睡觉旧习，适应新环境和任何动态的改变需要漫长的时间。

睡眠牺牲族：被动失眠的最典型表现。往往是陪着别人不睡，为了别人的利益，牺牲自己的睡眠时间。

那么，睡商高有哪些表现呢？16个字：身体健康，精神焕发，皮肤光亮，思维敏捷。

1905年，法国心理学家阿尔弗雷德·比奈发明一种调查问卷，用来测试一个人的智力。不久后，德国心理学家威廉·施特恩在柏林提出了智力商数——智商（IQ）的概念。此后情感商数——情商（EQ）的概念也逐渐广为人知。情商的提法归功于美国心理学家丹尼尔·戈尔曼，他于1997年发表以此为名的专著。但是以往所有用来描述与归纳人类行为的参数，都与睡眠无关或关联甚少。我们一生当中的一个重要篇章，就这样被轻易淡化了。

因此，出于对睡眠问题的密切关注，蒂阿·赫罗尔德和英戈·费策提出睡眠商数——睡商（SQ）的概念，以此对睡眠以及人们在如何获得安宁和充足睡眠的实际经验和个人习惯进行分析和描述。

其中包括以下内容：
- 以24小时为周期，每天用于睡眠的时间；
- 对睡眠健康与睡眠障碍的了解；
- 在白天清醒的时间里，应对不同时段精力波动变化的个人经验；
- 与睡眠健康和睡眠规律相关的个人习惯；
- 根据外部环境（倒班、时差、睡眠不足、熬夜、饮食、运动、温度等）的变化调整睡眠需求与睡眠行为的后天能力。

所有拥有高睡商的人，保证适当的睡眠，从而获得充沛的精力，已经成为日常生活中自然而然的习惯。而那些睡商低的人，他们对睡眠本身缺乏最基本的认识。另外，很可能还有其他错综复杂的因素混杂其中。面对这种状况，抛开所有先入为主的观念，对睡眠这一复杂现象进行深入探讨，是十分必要的。通过对睡眠问题的探讨，那些患有睡眠障碍的人，或许可以依靠自身的力量，摆脱疾病的困扰；或许他们能够认识到，自己有必要向专家求助。

【测试】

睡 商 测 试

下面关于睡眠的几个观点，请判断其正误：

1. 睡眠时，大脑在休息。
2. 如果睡眠时间少于需要量1~2小时，第二天的行动总受到一些影响。
3. 即使睡眠充足，无聊仍会引起睡意。
4. 躺在床上闭目养神并不能满足身体对睡眠的需要。
5. 如果打鼾既不影响别人也不会闹醒自己，那就没什么害处。
6. 每个人每晚都会做梦。
7. 年龄越大，所需睡眠时数越少。
8. 大多数人无法明确说出自己何时感觉困倦。
9. 驾车时开大收音机音量会有助于保持清醒。
10. 睡眠障碍主要由忧虑和心理原因引起。
11. 人体不可能完全适应夜班生活。
12. 大多数睡眠障碍可不治而愈。

☞【计分】

每回答正确一题计1分，然后加总。

优：11~12　　祝贺您，您已具备了足够的相关睡眠的知识！

良：8~10　　　不错！请了解更多知识以提高生活质量。

中：4~7　　　您对睡眠知识需要学习。

差：1~3　　　您的睡眠知识尚有所欠缺，但亡羊补牢，为时不晚。

☞【答案】

正确题目为：2、4、6、8、11。

错误题目为：1、3、5、7、9、10、12。

第二节 失眠的自我疗愈

睡商是理论上的，对于失眠的人来说，失眠是痛苦的。对于饱受失眠之苦的人来说，掌握一些治疗失眠的方法是很有必要的。在选用治疗失眠的方法时，要根据自己失眠的原因、程度以及自己的身体状况等而定——适合自己的才是最好的。

一、自我催眠疗法
(一) 催眠与催眠术

催眠与睡眠不同，从催眠中觉醒过来的人往往会说："我什么都知道。"但催眠不是觉醒状态，同样，也绝不能以此推论它就是睡眠状态。尽管它与睡眠状态有一定的相似，而且，hypnosis(催眠)这个词本来是由hypno(睡眠，希腊语)和osis(状态)构成的，因此，有人把催眠看成是"睡眠那样的状态"。在日语中，"催眠"也是想睡觉的意思。然而，催眠无论是心理上或是生理上都与睡眠不同。它是处在觉醒状态与睡眠状态之间的一种特殊状态。在睡眠中，人的意识消失，失去了对外部世界的感知。从生理角度讲，睡眠中大脑被全面抑制即弥散性抑制。但是，催眠则不同，有大量实验表明，催眠状态下，人的大脑只是部分被抑制即选择性抑制，被催眠者与催眠师之间始终保持着联系。在非深度催眠状态下，还能部分感知外界刺激，在深度催眠状态下，就只与催眠师保持着"单线"联系。

"对自己的存在非常清楚。"这正是催眠同睡眠的重大区别。催眠状态接近于精神恍惚状态，意识虽然存在，但自发的意识活动几乎完全消失，处于万念俱空的无意识状态中。其实，在现实生活中，催眠现象并不少见，我们人人都可能经历过。比如长途旅行中，那种困顿时的昏昏欲睡，似醒非醒，似睡非睡的状态。再比如我们常见的发呆现象等，都是一种非诱导性的自我催眠现象。

催眠虽不是睡眠，但催眠状态可以转为睡眠状态，运用催眠技术可以帮助人们提高睡眠质量和改善失眠的现象。

虽说催眠时"意识仍然存在"，但这种意识状态与觉醒时是有很大差异的，反而接近于入睡过程中的状态。被催眠者对任何暗示不加批判地接受，故而引起运动和知觉的反常。在催眠状态中虽说保持着意识，但通过自己思考来判断事物的能力几乎全无，会完全接受催眠师的暗示。这种"被暗示性的亢进"就是催眠的重要特征。

那么，究竟什么是催眠呢？关于这个问题，不同的心理学派有各自不同的解释，到目前为止，仍然是众说纷纭，莫衷一是。

精神分析学派的创始人弗洛伊德认为，催眠是一种潜意识活动。

生理心理学家巴甫洛夫认为，催眠是一种条件刺激作用下的部分睡眠或半睡眠状态。

日本的催眠大师藤本正雄认为，催眠是一种观念运动。

我国催眠专家丁成标认为，催眠是由暗示引起的被催眠者的不随意状态。

从以上各心理学家的解释可以看出，催眠是一种特殊的意识活动状态，它既不同于觉醒状态，也不同于睡眠状态，是由暗示引起的受术者意识活动的特殊状态和躯体改变的现象。在这种状态下，受术者与催眠师之间保持着独特的、密切的单线联系，毫不犹豫地接受催眠师的暗示、指令，毫无保留地畅述内心深处的奥秘和隐私，暴露心灵深处被压抑的情感，回忆早已被遗忘的经历和体验。在催眠过程中，受术者的情感、意志和行为均被催眠师所左右，毫无反抗地服从催眠师的指令，双方始终保持着某种特殊的"感应关系"。

催眠术则是一种将受术者导入催眠状态的技术。催眠术的发展与巫术有一定的联系，但它并非巫术，而是建立在人体科学和心理科学基础上的一种应用性很强的技术。随着社会的进步和心理医学的发展,催眠术越来越多地被应用到心理咨询和心理治疗之中,并越来越被社会所接受和重视。

(二) 催眠禁用人群

以下几种人群禁用催眠:

(1) 有精神病家族史或精神病史的人。这类人若被催眠,很有可能诱发精神疾病。

(2) 正在发作期的精神病患者。这类病人在催眠状态下,可能促使其病情恶化或诱发妄想。

(3) 癫痫病患者。这类病人被催眠可使病情加重。

(4) 肺气肿病人。这类病人被催眠可能发生意外。

(5) 有严重心脑血管疾病的人。这类病人被催眠容易发生意外。

(6) 年老体衰者。这类人,一是不容易被催眠,二是可能产生意外。

(7) 对催眠有严重恐惧心理,经解释仍持有怀疑态度者。

(三) 自我催眠疗法

自我催眠是指当事人自己对自己实施催眠。它可起到促进睡眠、消除疲劳、养身益智的作用。自我催眠术操作简单,随时可用,效果良好。

自我催眠暗示疗法是通过自我催眠和积极的自我暗示,自我调控心身功能和行为状态的一种心理疗法。

利用言语、动作或其他方式,使被治疗者在不知不觉中受到积极暗示的影响,从而不加主观判断地接受心理医生的某种观点、信念、态度或指令,以解除其心理上的压力和负担,实现消除疾病达到某种治疗效果的目的。

自我催眠疗法是一种较为古老的心理疗法。实际上,人们在与疾病作斗争中所应用的祈祷上苍、祝由治病、宗教仪式、印度的瑜伽、冥想静坐、中国的气功等疗法,都是以不同的方式实施的自我催眠。

在觉醒状态下暗示虽对人体也有作用,但在催眠状态下,暗示的内容进入深层的无意识领域，不仅能够改变身体的感觉、意识和行为，而且还可影响内脏器官的功能。在催眠状态下，通过不断地强化积极性情感、良好的感觉以及正确的观念等，使其在意识和潜意识中不断升华，在脑中占据优势，再通过心理生理功能，对心身状态和行为进行自我调节和控制消除疾病症状。

进入催眠状态的方法很多，如利用单调声音、光线和按摩刺激，亦可借助一些简单仪器装置帮助患者吸引注意、放松心身，加速进入催眠状态。也可采用自行闭目安神、计数呼吸、听呼吸声、辨别吸气和呼气的气流温度差别，来调整呼吸，再结合意念按一定顺序放松全身各部位肌肉等方法进行自我催眠。自我催眠疗法不仅直接改善睡眠，还可以消除某些导致失眠的原因。如消除心理应激，防止心身疾病，治疗更年期综合症，控制疼痛，矫正各种不良习惯，增强记忆力、注意力和提高社会适应能力，提高身体的免疫功能等。凡此种种都有助于改善失眠。

1. 自我催眠的方法之一：意念集中催眠法

第一步：准备。取卧姿或者坐姿，男士左手手心贴肚脐眼，右手心贴左手心，女士反之。双目微闭，自然呼吸，用意识管住自己的呼吸，保持5~10分钟。

第二步：意念。天人合一，自然、和谐、放松。这里强调的是一种哲学观，即把自己放在大自然里面，达到天、地、人的合一，感悟到自己非常渺小，甚至可以忽略不计，达到一种忘我的境界。在这种情况下就没有了烦恼和忧愁，没有了功利和杂念。久而久之，就会保持对人、对事、对物的一种平和心态达到一种"无"的境界。它对治疗失眠症很有帮助。

第三步：呼吸气。吸气如闻花香——深吸气并感觉你最喜欢的花香味；呼气送至远方——深呼气，同时想象高山、大海、天际，从具象到抽象，越远越好。

第四步：通体灌气。想象自己浑身都在吸收大自然有益的气体

(元气），同时排出脏气。

第五步：舒展入眠。想象"现在全身已放松，很无力，很舒展，很想睡觉了"。自然睡去。

注意事项：

（1）催眠前可做觉醒暗示，即"几个小时后我会醒来"。

（2）五个步骤当中，任何一个步骤都可能睡着，这是正常的，也说明自我催眠见效了。

（3）睡觉前最好不要做剧烈运动，也要防止暴饮暴食或饥饿。

2. 自我催眠的方法之二：自我想象催眠法

场所：最好在安静的、光线较暗的房间中进行。

姿势：将身体靠在沙发上或躺椅上，全身放松，服装不宜过紧，将有碍于全身放松的眼镜、领带、手表、项链、戒指等脱下。

呼吸：尽量保持每次呼吸最深的吸气，最充分的吐气，感受自己小腹的起伏。

音乐：如果喜欢的话可以放一些轻柔的音乐，最好是没有人声的自然音乐、钢琴曲、小提琴曲等，如班得瑞、莫扎特的交响曲，冥想音乐等，也可以不放。

想象场景：想象你的眼前和四周有一片云，在云的上空是太阳。云代表障碍、压力和困难，太阳代表成功、创造和智慧的光芒。想象中的太阳最初比较朦胧，之后云逐渐消散，太阳变得明亮，放射出自由、幸福的光芒。

开始练习，自我暗示步骤如下：

"数三下，1，2，3，眼前出现云，云在身体周围缭绕，我看见了云、云……右手的小指动一下，数三下，1，2，3……这些云对我的生活、学习等，构成了障碍……它代表不满、失败、压力、挫折，它影响了我的生活……"

"这些云让人感到困惑，为难，使我的情绪感到不快。现在，在这些云的上空，出现了太阳，有些朦胧，有些看不清楚。但它的确存在……"

"阳光逐渐明亮，它代表成功、创造和智慧，阳光穿过云，穿过云……云开始蒸发，我肩上感到轻松……太阳照射云，将云完全驱散，驱散，只剩一轮红日，一轮红日。太阳光照在身上，暖洋洋的，暖洋洋的。"

"太阳光照射进大脑中，大脑中一片光明，一片光明……我把这些太阳光分别命名为'自信''专注力''成功力''创造力'以及我所希望的名称。我把太阳光充分吸收进体内，使自己的身体充满光明，甚至发光……1，2…20，睁开眼睛，苏醒，一切正常。"

操作要领：想象的时候要完全集中注意力，如果配合和想象内容有关的音乐，效果会更好。有时候，想象的图景会不太清晰，没有关系，依然可以根据指导语来暗示。经过练习之后，图像会越来越清晰。

评价：该方法适用于想象能力比较好的人。可以根据自己的喜好想象不同的场景，如在海边晒太阳，在清晨的山顶呼吸新鲜空气等，图像越清晰，自我催眠的效果越好。工作疲劳或压力过大的时候，也可以想象面前有一个巨大的水晶球或一道温暖的白光，而你则像一块蓄电池源源不断地吸取能量。总之，根据自己的需要进行最合适自己的想象，一定能达到美妙的催眠状态。

3. 自我催眠的方法之三：催眠暗示语自录法

操作方法：选取一段自己喜欢的音乐，用自己的声音进行暗示，录制催眠电子文件（如 MP3 等）。按照从头到脚放松的方法或从 20 到 1 的倒数法导入催眠状态，然后进行自己需要的暗示，最后从 5 数到 1，暗示自己醒过来。

常用的暗示语：现在，我要带领你进入放松、舒适的催眠状态，让你的心灵完全沉静下来。你可以轻轻地闭上眼睛，你的眼睛一闭起来，整个人就松弛下来了。从头部，到肩部，整个手臂，手指，都松弛下来，整个胸部，腹部，大腿、小腿，再到脚部都松弛下来。好，我从 1 数到 10，每数一次你会更加放松，也进入更深的催眠状态。

操作要领：朗读暗示语时尽量放慢自己的说话速度，让自己的声音沉着、镇静、有磁性。在自我催眠的导入之后，根据自己的需要进行暗示。导入的过程也可以根据自己的需要进行，如有些人脸部肌肉特别紧张，可以对脸部肌肉的放松进行反复暗示。最后，别忘了暗示自己更加清醒、有活力地醒过来。这样一张属于自己的催眠磁带就完成了。

评价：自己录制催眠磁带有助于更好的了解自己的"催眠感受性"，即什么样的方法能够让你更舒适地进入催眠状态。更好地进行自我暗示。心绪杂乱的时候，如果你很难让自己平静下来，前两种自我催眠的方法可能效果并不好，这时一张个性化的催眠磁带就能发挥很好的作用。如果你不喜欢自己的声音，也可以请你喜欢的人或专业催眠师为你录制。

4. 自我催眠的方法之四：快速自我催眠法

场所：任何比较安静、不被打搅的地方。

姿势：坐着或者躺着，甚至在会议或考试开始之前。

呼吸：尽量保持最深的吸气，最充分的吐气，感受自己小腹的起伏。

暗示语：现在，我慢慢地从 1 数到 20，每隔 5 秒钟数一次，每数一个数字，我的身体就更放松，心就更宁静，等我数到 20 的时候，我会进入非常好的催眠状态。

操作要领：数数的时候要非常有规律，集中精力，保持心灵的敏感、警觉，每个数字都清晰地数，仿佛每数一个数字，就沉浸于更深的无意识状态。在数到 20 之后，你就进入美妙的催眠状态了。

这时可以根据每个人不同的需要，进行积极的自我暗示。最常用的暗示语是"每天，我在各方面都会越来越好。"重复暗示自己。也可以暗示自己早晨能够早起，工作能够顺利完成，考试能够不紧张，面试能够顺利通过，目标能够达成等。

在醒来之前可以暗示自己醒来之后，精力更充沛，心情更舒畅，然后由 5 倒数到 1 暗示自己完全清醒过来，充满活力与希望地醒过来。

评价：这是一个非常简便有效的自我催眠方法，几乎适用于任何人。有些人会怀疑这么容易就能进行自我催眠了？对！就这么容易。自我催眠是一种非常美妙的能力，需要不断练习才能达到越来越好的效果。有时候，常常练习自我催眠的人不需要从 1 数到 20，只要闭上眼睛，让自己安静下来，就能进入很舒服、放松的状态，进行积极的自我暗示。从某种意义上，催眠术也是帮助当事人更好地进行自我催眠。

自我催眠是非常有效地激发内在潜能的方法。但自我催眠不是万能的，尤其是对于一些疾病、疼痛的治疗，自我催眠只是辅助作用。有些媒体夸大自我催眠的作用，几乎到了包治百病的地步，是不科学的。并且，自我催眠和专业治疗师的催眠治疗有很大的差别，在遇到自我不能调试的心理困惑时，及时寻求专业治疗是非常必要的，专业催眠师能够更有效地处理情绪困扰和实质性的问题，帮助你进行有意义的、对症下药的催眠。

二、静默与冥想疗法
(一) 超觉静默疗法

静默或称入静，通常是指练功中的意念活动。要求练功者集中思想排除杂念的一种训练。其应用的目的在于使练功者达到形神松弛、领悟力提高和随意控制自己心理活动的境界，从而保持心理健康。

超觉静默是一种静坐技术。经过训练使练习者体验到思想过程越来越宁静，直到一种完全静止的精神状态。在此状态中，注意力超越了日常认知水平，感觉超脱了，超觉静默的名称，由此而来。此法起源于古印度哲学瑜伽学派。这个学派运用瑜伽术来超脱世俗，修身养性，且用来治病。通过不断的心身锻炼，端正姿势、调整呼吸、闭目安神、内视自己、控制感觉,把意识集中于一点,逐渐进入万念皆空的境界。它在医学上属一种心理自控疗法。

具体分三个步骤进行。

(1)调整姿势。传统的静坐方式是"结跏趺坐",此种方式较难掌握。现在都采用"稳坐"姿势,即盘腿而坐。首先使左腿弯曲,脚尖的一半插入右大腿的下部,然后再使右腿弯曲,插到左腿小腿排肠肌下端。为了保持上身正直,可以坐在一个厚坐垫上。双目微闭,下颌稍微内收,面向正前方,两肩自然下垂,两手掌轻轻放在大肚的中央位置,手指并拢,手腕放松。

(2)调整呼吸。开始是自然呼吸(胸式呼吸),慢练成深呼吸(腹式呼吸)。先尽量慢慢鼓肚子,深深地吸一大口气,接着再慢慢地瘪肚子,把气缓慢地呼出来。刚开始1分钟10几次,之后减到7~8次,最少的可以减到5~6次。调息要经常练习,不要急于求成。坚持锻炼,功到自然成。为了排除杂念,集中精神,可以应用"数息法",即默数呼吸次数。练腹式呼吸,同时数息,身心结合,效果最好。

(3)默念"真言"。此时仍继续原来平缓的腹式呼吸,但自动停止数息。呼吸可更轻浅些。默念真言时,双手指起,在体前正中央搭在一起,右手在下,左手在上,拇指抬高,右手拇指指甲顶在左手拇指指肚上部。佛教徒在做超觉静默时,"真言"来自《南元妙法莲华经》。我们的目的在于用超觉静默强身治病,可选有益于心身健康的真言,如采用《黄帝内经·素问》中"恬淡虚无,真气从之,精神内守,病安从来"。或者采用一些当代人们更易理解的保健格言加以诵读。原则是选择的真言应是真实地反映人们的愿望、信念和经过努力能够促使其成功的座右铭,而要防止"走火入魔",反而影响健康。

静默的技术比较简单,一般要求训练者坐在一个安静、舒适的环境之中,闭上双目,集中注意于一个单调的声音,或做一些单调刻板的动作,如以拇指与其他四指重复接触来排除一切杂念,努力练习体验一种特殊的心境。在这种心境下,躯体仿佛进入一种自在飘游状态，练习者尽量进入与其自身内在节律相和谐一致的状态，全身松弛，呼吸轻柔，心跳徐缓……形体若有若无，有时甚至达到与外界自然融合于一体的感受之中，物我为一，即所谓"静默心境"。此种状态在人安静沉思时也会发生，但需加以体察才会发现。

应用静默法需要遵守下列原则：

（1）尽量减少外在环境的刺激，选择清静的地方进行。

（2）采取感到舒适的坐姿，保持呼吸匀畅，一般背脊不要靠背支撑。

（3）衣服应宽松无束，穿着舒适。

（4）每天静默两次，早晚各一次，失眠者在睡前静默一次，每次20分钟。

（5）在静默过程中，要求全神贯注、专心静默，集中注意于某一事物或意念，不能分心，并力求达到静默境界。

生理学研究指出，超觉静默时降低心率、减慢呼吸、降低血压，导致全身自然松弛。在超觉静默的过程中，氧的消耗量迅速降低，实验证实，超觉静默能达到深于熟睡两倍的休息效果。超觉静默也能消除失眠，它可大大缩短入睡诱导时间，提高睡眠质量，彻底消除失眠。坚持锻炼，每天能有两次额外的深度休息，于身心健康都有裨益。

脑静默是一个简单的操作，但达到静默状态可引起人体很多心理生理变化。静默时的脑电图可出现类似催眠状态时的改变，静默能降低人体兴奋性，使心跳减慢、呼吸减慢、耗氧减少以及皮肤电阻下降。这类变化与气功及其他放松术引起的改变相似。

（二）冥想疗法

冥想是对抗科技给我们生活造成不断干扰的一贴完美解毒剂。近期有研究表明，一天两次约20分钟的冥想能减少我们血管阻塞的几率，有效降低因心率衰竭和心绞痛引起的猝死风险。

1. 应该在哪里冥想

你可能希望设定房间的一个特殊角落,一个平静安详宁和的地方,作为你的私人净地;你可以在这个角落里布置上一些对你含有精神意指的东西或徽记,形成一个小圣坛或神龛;使用那些容易使你进入沉思状态的物品;你还可以从大自然母亲那里获得帮助:待在海边,倾听海浪撞击岩石的声音;穿过茂密的森林小径,仰望如教堂穹顶一般广阔的树荫;站在小溪边,倾听瀑布、泉水和岩石之间的嬉戏;又或是凝望月亮升起,鸟儿从头顶飞过。

2. 冥想应该使用什么坐姿

虽然传统的姿势是盘腿而坐,双手自然垂膝,但关键是找到一种让自己坐得舒服的姿势。

3. 冥想时应该睁眼还是闭眼

如果可能的话保持眼睛睁开,使所有感官都处于开放的状态。冥想的目的不是睡着,而是为你自己找到一种"放松的灵敏状态",这既不是昏昏欲睡,也不是无比清醒的状态。保持眼神"温柔平和",就是说,不要特别专注于什么东西,并保持嘴巴微微张开。

4. 每次冥想持续多久

很多文章推荐每次冥想 20 分钟,一天两次。但是问题的关键不是你冥想了多久,而是通过冥想,"它有没有把你带入到一种自我存在的状态,在那里你放下自己,和自己的内心交流",Sogyal Rinpoche 在《生死西藏》中写道。

刚开始时,你可以尝试一下四五分钟的冥想,然后休息一分钟。Rinpoche 写道:"常常我们休息时冥想才真正开始。"无论是祷告还是冥想,将这一习惯安排在每日的固定时间也是有好处的。圣本笃会的修士兼作家 David Steindl-Rast 推荐比平常早起 15 分钟,给每天创造一个"沉思时刻"。如果没有这些宝贵的时刻,如他所说,"你的一整天将陷入一种盲目的追赶",一旦拥有它们,你的一整天便会赋予意义和喜悦。

5. 冥想训练的方法

随息法：意念呼吸自然出入，心息相依，意气相随，不加干涉，叫随息。

数息法：默念呼吸次数，从一到十到百，实者数"呼"，虚者数"吸"。

听息法：两耳静听自己的呼吸声，排除杂念。

观息法：如观者一样，去观察，体会自己的呼吸。

止息法：通过以上任何一种方法的习练，久练纯熟，形成一种柔、缓、细、长的呼吸。呼吸细若游丝，若有若无。称止息。也叫胎息。

禅语入定法：(默念数遍)体会联想"独坐小溪任水流"的意境。

松静入定法：吸气时默念"静"字，呼气时默念"松"字。

观心自静法：用自己的心去观看、体察、分析自己的思绪杂念，任杂念思绪流淌，不加干涉，久则自归定静。

三、森田疗法

森田疗法是日本人森田正马创立的一种治疗神经症的方法，这一疗法是在佛教禅宗的影响下形成的。其理论及实践都有别于西方的心理和行为疗法，故可视为具东方文化色彩的心理治疗。

其理论认为：大多数神经症患者都具有内向性、强烈的自我意识、过度地追求尽善尽美及过分渴望生活完美的特征。当这种人遇到生活环境改变时，甚至只是轻微的精神创伤，也会产生自卑感，继而紧张、焦虑。越是集中注意于他的焦虑内容，就越变得敏感，越敏感而又焦虑，从而形成恶性循环。

如有失眠症状的人，因担心自己睡不着而敏感起来，越是敏感，越是焦虑，怕睡不着竟成了困扰其入睡的主要因素。森田认为这种情况是精神交互作用和思想矛盾造成的。精神交互作用是一种心理机制表现，而思想矛盾就促使其精神交互作用的发生。在这种心理的影响下，病人就以精神的或躯体的症状来表现他的焦虑。但这种心理冲突并不像精神分析学所揭示的是一种无意识领域的心理过程，而是有意识的。

另外，它也与行为疗法不同，行为疗法重视症状的存在，而森田却无视症状的存在。森田疗法治疗原则是任其自然地接受情绪或症状，所有不适都是一种自我感觉，而不是一种病，只有"保持原状，听其自然"，不为其所扰，才能使各种感受自生自灭。换句话说，就是老老实实地接受生活中所感到的不安和恐慌，但是该干什么就干什么。不是"害怕就逃跑"，"感到不安就躲避"，也不采取压抑情感之类的办法，而是在内心中说"虽然感到不安和恐惧，但还是要继续前进"。不但心理采取听其自然的态度，还要积极地行动，这才是森田疗法的精髓，即"顺其自然，为所当为"。

森田的做法是：对所有不适采取泰然漠视。但是，多注意改变疑病性情，破坏其交互作用。这样就可以解决当事者主客观之间的矛盾，使交互作用破坏，症状便随之消失。不管什么情况都要像健康人那样生活。森田提倡"日日是好日"，"日新又一新"。

对失眠者来讲，睡眠的多少要顺其自然，如果人要睡的话，在极其恶劣的环境下，如行军路上都会睡。身体不需要睡眠时，整天躺在床上也无法入睡，重要的是情绪放松。

精神病是因自己的纠结越理越乱而逐渐发展并最后成为病症的。失眠也是一样，每天抱着一种"今天还是会失眠"的害怕心理。日复一日，最后就真的失眠了。一边抱着"也许失眠，但要睡睡看"的态度，一边一步一步往前迈进，这就是森田疗法的基本要点。如果心情轻松起来，睡眠就会降临到你的身上，失眠之外的其他症状也一定能得到相应好转。

目前在我国进行的森田疗法是在经典疗法基础上发展起来的新森田疗法，可以在门诊、住院同时开展。新森田疗法住院式治疗可分为四期：第一期，绝对卧床期，一般为7天。在这期间除料理个人卫生外停止一切活动，绝对卧床。第二期，轻作业期，为3~7天，可以参加一些轻体力活动如扫地、散步等。每天由主管医生指导写日记。第三期，重作业期，可参加全部活动，以1~2星期为宜，培养患者的自信心、勇气，唤起对工作的兴趣。第四期，社会康复期，进行适应外界变化训练，及早回归社会。

治疗的目的是使患者生活于现实之中，医务人员对病如何治疗不作回答，启发患者"从现在开始"，不追溯过去。而重视需要生活，使患者不注意自己的状态，而是回到现实中去追求健康人的生活态度。

法国精神病学家帕特瑞克·里莫（Patrick Lemoine）说："让一个整夜无法入睡的自觉性失眠者恢复正常睡眠，往往需要相当长的时间，心理治疗师的第一个治疗原则就是让患者了解并且不再害怕失眠，从而让失眠转为良性因素。让他们学习爱上失眠并且将失去的睡眠转换为获得的时间。"

爱是什么呢？佛洛姆认为爱是深深地理解和接受。这里我们需要和失眠相亲相爱，其实便是对失眠有深刻的理解和没有任何心理疙瘩地接受失眠。

失眠并非有害无益，而失眠患者也并非都会无所作为。我们面对失眠时，要坦诚，剖析自己的身体心理，找到失眠的真正原因，避免逃避心理；要淡定，克服焦虑、担忧、抑郁心理；要爱失眠，虽然它是个讨厌鬼，似乎让人无从爱起，但只要你真心接纳它，深深地理解它，好好地爱它，它自然不会让你吃苦头。

【案例】

卡耐基在《人性的弱点》中提及的国际知名的大律师撒姆尔·安特梅尔，一辈子都处于失眠状态，却依然快乐有价值地活着。

撒姆尔·安特梅尔上大学时，饱受气喘病和失眠症两种疾病的折磨,他这两种病都很严重,几乎没办法治好。经过一段时间的挣扎后,他决定退而求其次,失眠时不在床上翻来覆去,而是下床读书。结果,他在班上每门功课成绩都名列前茅,成了纽约市立大学的奇才。

当了律师以后,失眠症仍困扰着他,但他一点也不忧虑,他说:"大自然会照顾我。"他把失眠当做生活的一部分,尊重它,理解它,和它和睦相处。因此,他虽然每天睡眠很少,健康状况却一直良好,他的工作成绩超过了同事,因为别人睡觉的时候,他还是清醒的。

他在 21 岁的时候,年薪已高达 75000 美元。1931 年,他在一桩诉讼案中得到的酬金是历史上律师收入的最高纪录:100 万美元。

但失眠症仍没办法摆脱。他晚上有一半时间用于阅读,清晨五点就起床。当大多数人刚刚开始工作的时候,他一天的工作差不多已经做完一半了。

他一直活到 81 岁,一辈子没有享受痛快睡整晚的经历,但他没有为失眠而焦虑烦躁。没能做成白日梦,他却实现了自己的梦想。

四、关系增进疗法

人际关系治疗又名关系增进疗法,旨在教给人们一些技巧,以消除人际交往中不良的行为模式,增强彼此间有效的和建设性的关系,以良性人际关系取代不良人际关系。不良人际关系是许多心理疾病或神经症产生的原因之一,心理疾病或精神障碍又反过来使患者与周围人的关系更为恶化,因此人际关系治疗便应运而生。很多引起失眠的心理冲突与人际关系紧张有关,所以,改善人际关系往往起到正本清源的作用。

这一类心理治疗方法，其措施包括帮助失眠者掌握人际交往技能，学会人际关系的正确应付。此外，还重视发挥交际对象（配偶、家属、社交对象）的协调配合作用。治疗师需同时做交际双方的工作。通过治疗，可使夫妻关系、家庭关系及其他人际关系得到改善，对失眠症起到釜底抽薪的治疗作用。这种方式的心理治疗适用于心因性失眠及与精神障碍伴发的失眠。

关系增进治疗，通过教授一些特殊的技巧，来改进人际交往状况和问题的解决策略。参与者须学习以建设性的方式表达意见，避免引起他人的抵触和敌意。在练习课上，参与者学会一些表达积极情感的技巧，学习在表达自己的要求和愿望的基础上，求得协商、理解和接受等方式解决问题，而不是去指责和分析别人的动机，不以争辩、敌对的态度与他人交往，从而增进和谐、信任、同情和满意度。

关系增进治疗用于单人、双人、小组、家庭和其他社会群体中，住院或门诊病人均可采用。参与者的技巧训练是在医护人员的指导下进行的。通过示范、讲解及提供建议等，指导参与者在日常生活中运用保持所学到的技巧。这一治疗技术试图建立一种和谐的人际关系，促进良好稳定的社会风气。每个人学会真诚并富于同情心地对待他人，同时获得对方的真诚和理解。关系增进疗法已被证明对于改进各种类型的人际关系，增进满意度以及提高社会适应性方面，都已显示出相当好的效果。

五、认知疗法

所谓认知疗法，即认为患者对现实表现出来的一些不正常的或适应不良的情绪和行为，是源自不正确的认知方式。而认知方式，则是来自个体在长期生活实践中逐渐形成的价值观念，即评价事物的标准，但自己并不一定能明确意识到。因此，指出这种不正确的、不良的认知方式，分析其不现实和不合逻辑的问题，用较现实或较强适应能力的认知方式取而代之，以消除或纠正其适应不良的情绪和行为，就是认知疗法。实际上这是心理疗法的一种形式。

人们常常把自己的心理痛苦归咎为受了外界的刺激。其实人们的心理疾病并不是刺激直接引起的,对内外刺激信息的认知评价、不切实际的信念或态度,具有更重要的作用。比如:两个学生考进了同一所大学,其中一个觉得有了学习深造的机会,感到很高兴;另一个则觉得这所大学还不理想,他为未能进入名牌大学而忧伤。他们对同一件事的体验如此不同,是因为他们的认知评价不同,消极的认知评价必然导致痛苦的情绪体验。有的甚至从自卑、懊恼发展为抑郁症。认知疗法的主要目标是帮助病人转变认知,随着认知曲解得到矫正,情绪和行为障碍也必然会随之好转。因此,认知疗法目前在抑郁、焦虑、强迫等心理障碍和人格异常等方面的矫治均有独到疗效。

认知疗法的代表人物艾利斯认为,人的情绪来自人对所遭遇的事情的信念、评价、解释或哲学观,而非来自事情本身。情绪和行为受制于认知,认知是人心理活动的"牛鼻子",把认知这个"牛鼻子"拉正了,情绪和行为的困扰就会在很大程度上得到改善。艾利斯将以上观点概括为 ABC 理论:A 代表诱发事件(activating events),B 代表信念(beliefs),是指人对 A 的信念、认知、评价或看法,C 代表结果即症状(consequences),艾利斯认为并非诱发事件 A 直接引起症状 C,A 与 C 之间还有中介因素在起作用,这个中介因素是人对 A 的认知、评价或看法,即是信念 B。艾利斯认为人极少能够纯粹客观地知觉经验 A,总是带着或根据大量的已有信念、期待、价值观、意愿、欲求、动机、偏好等来知觉经验 A。因此,对 A 的经验总是主观的,因人而异的,同样的 A 在不同的人会引起不同的 C,主要是因为他们的信念有差别,即 B 不同。换言之,事件本身的刺激情境并非引起情绪反应的直接原因。个人对刺激情境的认知解释和评价才是引起情绪反应的直接原因,在 ABC 理论中,D 代表治疗(disputing),通过 D 来影响 B,认识偏差纠正了,情绪和行为困扰就会在很大程度上解除或减轻,最后达到效果 E(effects),负面情绪得到纠正。

心理医生用认知疗法来改变认知的策略，是所谓的"协同检验"方法。而只用说服或劝告的方法，效果并不理想。具体的治疗方法是：医生和病人密切合作，一起检查、评估对病态的认知，共同讨论、设计检验病人认知的真实性。使曲解的认知发生转变，重建符合事实的认知，从而使其负面情绪和想法得以改变。医生可全面评估病人的认知、情绪、行为、生理状况以及环境背景，提供转变认知的策略方法和心理训练的作业，消除疾病症状，重建健康心态。

对失眠患者实施认知疗法，除需了解失眠的具体表现、病程和原因外，要先着重了解患者以下情况：

对睡眠的认识和期望：

不少失眠患者都对睡眠有较高期望，都认为自己睡眠时间严重不足，致使脑力、体力无法充分恢复。

对梦的认识：

许多患者常称自己通宵做梦，甚至噩梦不断，致使大脑根本得不到休息。

几乎无一例外，所有患者均认为，各种症状都因失眠引起，导致身体严重受损。

情绪障碍的表现：

无一例外地均有焦虑、恐惧、抑郁等情绪改变，应了解其具体表现及其严重程度。

大多患者已经采用过一些防治措施，疗效欠佳，但不了解疗效不佳的原因，且对继续治疗信心不足。

【案例】

患者，男，56岁，原担任某研究所领导工作。事业颇有成绩，但脾气较急躁。三个月前该所调整领导班子，他被调整下来，并拟将其另调新单位。他内心实在不愿意，又感此次落选可能是平时工作上急躁、得罪人之故。因而，内心苦闷，激动，情绪一蹶不振，夜不成寐，白天消沉，无精打采，躲避同事，怕见上级，见了人也躲躲闪闪，不打招呼，问他则称没脸见人。家属只好送他看心理医生。

初次就诊接触医生时，他情绪低落，和他交谈，他老是重复着说"这下完了，领导再也不信任我了"，感到自己"一无是处"、"没有领导能力"，如果下去做实际工作，又不能与年轻人拼，思前想后，忧心忡忡，彻夜难眠。

医生针对他对目前状况的歪曲认知"是否真的没有能力"、"过去是否无是处"、"做技术工作是否无优势"进行提问，他又都做出了否定回答。医生又问："如此失眠、烦闷，能否改变已调整好的领导班子……"患者也都做了正确回答。医生再劝解、鼓励，让其面对现实，改变歪曲的认知，调整心态，迎接新的岗位……

一周后复诊，患者喜形于色，医生的一席话使他当晚就沉沉地睡了一个好觉，因为他改变了自己原来的想法。医生针对他的情况予以鼓励、肯定成绩、正面强化。如此，经过四次咨询，情况好转，失眠消失，患者很愉快地接受上级所委派的新的工作，走马上任去了。

六、艺术疗法

艺术创作可以给人带来成功的喜悦，艺术实践可以让病人转移对疾病的注意，疏泄情感，认识到自己的能力，从中得到满足。有计划地培养艺术实践能力，提高艺术审美水平，达到有利于疾病康复目的的治疗，称为艺术疗法。艺术是指能陶冶情操的、富有创造性的、内涵丰富多彩的方式、方法。在西方有绘画、雕塑等，在我国还包括书法艺术，可因人因地制宜地加以实践。目前一般心理医院开展的艺术治疗包括：

（1）书法绘画：个人或小组活动形式的协同作画、创作评比。使参与者看到自己的进步，并得到他人的承认和鼓励，得到自我表现，增强参与兴趣。

（2）户内外写生：如临摹静物、描绘活动场面、捕捉自然景观，以表达自己、体验生活。病人进入创作意境，可改善情绪，获得乐趣。

（3）特殊技巧：如制作盆景、雕塑、工艺制品、制作镶嵌画等。

（4）自由作画：自选主题，随意描绘，一方面得到消遣，有时还可将内心冲突投射排遣出来，为诊断和治疗提供资料。

这是以医疗为目的的娱乐性艺术治疗，在此基础上还可对艺术有所修养的病人进一步指导，提高技艺，使意向得到升华。

目前许多老年人离、退休之后，为了填补生活空白，到老年大学或研习书法，或学习绘画、摄影等艺术。俗话说，"六十岁，学打拳"，"活到老，学到老"。他们持之以恒地学习，使生活得以充实，不仅防病健体、有利于身心健康，而且具有艺术治疗寓意。艺术治疗对心理活动具有积极的影响，它可以训练病人集中注意力，提高灵巧性和坚持性，使其认识到自己的能力，消除自卑感，通过艺术实践表现内心活动，疏泄感情，对病痛、苦恼具有排解作用，对一些心理障碍、神经症等所致的情绪障碍及神经功能失调，具有治疗作用，因而它对改善生理睡眠和消除因某些疾病而致的失眠，都有积极作用。而且，这类艺术修养锻炼，也还是益寿延年、保持健康的"养生之道"。

七、精神分析疗法

精神分析法又称"心理分析法"，一般以1895年弗洛伊德与布洛伊尔出版的《关于歇斯底里的研究》作为心理分析学派正式创立的标志。它是通过自由联想、移情、对梦和失误的解释等来治疗和克服婴儿期的动机冲突带来的影响的一种方法。

精神分析法的主要理论包括以下几个方面：

1. 潜意识决定论

潜意识决定论认为精神疾病是由于被压抑到潜意识中的心理冲突造成的，潜意识的冲动常常在不经意中冲入意识领域，如果不恰当地压抑潜意识，则会形成病理症结。精神分析治疗就是通过医生和病人的自由交谈或检查，找出其潜意识中的"症结"，使之进入意识，病人得到领悟，症结随之消除，疾病也即痊愈。

2. 童年情结决定论

该理论认为，一切神经症都是由于被压抑在潜意识中那些童年的精神创伤、痛苦体验造成的。所谓"情结"，是成长经历中被压抑到潜意识的一种复杂情感，如恋父、恋母情结，它会不自觉地影响意识活动。心理治疗时应发掘源于童年期的症结，并用成年人的行为模式来取代儿童时的行为模式。

3. 性欲决定论

精神分析法认为，神经症和许多心理疾病是由心理创伤造成的，要重视心理因素或早期经验对正常人的心理形成的重要作用。如童年的性伤害、性虐待可成为疾病的潜因。治疗时医生应加以揭示、分析，促其消除。

为了从根本上治愈心理障碍，就必须消除童年经历造成的不良影响，矫正扭曲和病态的人格。并且，这种矫正不能停留在理智和道理说教的层面上，必须深入潜意识和人格层面，将精神分析视为一次脱胎换骨的过程。可见，改变人格和影响一个人的潜意识，都是难而又难的非常艰苦的巨大工程。这就决定了真正意义上的精神分析治疗必将是漫长的、耗时的、费力的，它对于治疗师和患者来讲，都是一次巨大的挑战。当然，在巨大的代价和付出之后，回报也是巨大的。它可能意味着自残、自虐的恶性循环的结束，黑暗痛苦的内心世界重见光明，新生活的重新开始，自我和真我的重新发现。

精神分析法主要通过深入发掘并揭露症状的心理根源来消除症状。这一学派认为，很多情况下，失眠的发生与潜意识中的心理冲突有关。通过精神分析，使潜意识的冲突意识化，使失眠者领悟失眠的由来，移情别向，失眠自然会趋于消失。

例如：有位患者每当上床就寝时，即毫无原因地发生一种情不自禁的恐惧，使睡意全消，曾经多方治疗无效，后经精神分析的发掘，找到恐惧感的根源来自童年时的一次与睡眠有关的精神创伤经历，经过引导与疏泄，潜意识中的心理冲突得以化解，失眠便不药而愈。另外一名患者是一位慢性失眠者，精神分析发现，失眠之所以持久不愈，是由于患者潜意识中有一种唯恐入睡后失去自我控制能力，从而泄露隐私的焦虑，根子找到后，失眠问题也迎刃而解。不少失眠者在开始时矢口否认心理冲突的存在，认为症状就是"单纯失眠"，没有什么原因可寻，经精神分析医生帮助克服了"心理阻抗"，找到心理原因，治疗就有效了。

八、格式塔疗法

心理咨询中的格式塔疗法(Gestalt Therapy)，由皮尔斯创立于20世纪60年代。格式塔疗法采用许多具体技术，如对话演习、双椅技术、责任心训练、梦的分析等。这些技术都用以强化病人的直接经验，即"此时此地"经验，促进情感释放，面对冲突和矛盾，提高病人的意识性，使他们了解自己所运用的心理防御机制。

(一) 格式塔疗法的要点

(1) 人都有能力处理好自己的事情，心理咨询的中心任务是帮助来询者充分认识到自我在现实中的存在和感受。由此，心理咨询不求为来询者的困难做解释与指导，而是鼓励来询者主动承担责任，主持自我的治疗与改善。

(2) 人应该将精神集中在现在的生活与感受当中，而不要对过去的事情念念不忘。人的许多焦虑都产生于不能正确对待以往生活向当前生活的过渡，以逃避现实的做法来处理个人生活中的种种挑战和压力。这严重阻碍了一个人的健康成长。

(3)使人积极面对现实健康成长的一个重要手段,就是帮助他完成内心中的那些未完成情结(unfinished business)。这通常指个人因以往生活中的某些心灵创伤和刺激经历所留下的不良情绪体验(如懊恼、悔恨、内疚、愤怒等)。它们犹如一个个心结系住了人在现实生活中的自由活动,而要使人全心全意地投入现实生活,就必须排除这些心结的干扰。

(4)在咨询手法上,格式塔疗法强调帮助来询者由环境支持转向自我支持,以使来询者从一开始就不依赖他人,尽量挖掘个人的潜能。

(二)格式塔疗法心理障碍归因
(1)假定的"必须如此"的思想对待生活。
(2)以固执、僵化的思维代替行动。
(3)拒绝现时的实际,回味过去,憧憬未来。
(4)怨天尤人,认为自己和别人不应如此,而不承认自己和别人的现实情况。
(5)对自己的决策缺乏责任感。

(三)格式塔疗法的九项原则

1. 生活在这里

对于远方发生的事,我们无能为力。杞人忧天,对于事情毫无帮助。记住,你现在就是生活在此处此地,而不是遥远的其他地方。

2. 生活在当下

不要老是惦念明天的事,也不要总是懊悔昨天已经发生的事,而要把精神集中在今天要干什么。

3. 暂停思考,多去感受

现代社会要求人们多去思考,少去感受。人们忙忙碌碌地整天想着,就是要怎样做好工作,怎样考出好成绩,怎样搞好和领导、同事的关系等。绞尽脑汁因而忽视美景容易造成人的心理失衡,格式塔疗法则要求人们反其道而行之。

4. 停止猜想，面向实际

胡乱猜想是毫无意义的，它只会加重人的心理负担。很多心理上的纠纷和障碍就是因为自己没有实际根据而想当然造成的。因此，人不要胡乱猜想、瞎推测，应面向实际。

5. 不要急于判断，先发表参考意见

人们往往容易在别人稍有差错或者失败的时候，就立刻下结论。格式塔疗法认为，对他人的态度和处理人际关系的正确做法应该是：先不要判断，先要谈出你是怎样认为的。这样做，就可以防止和避免与他人不必要的摩擦和矛盾冲突，而你自己也可以避免产生无谓的烦恼与苦闷。

6. 接受不愉快的情感

一个人有高兴就必然会有悲伤；相反的，有悲哀，也就会有高兴。愉快与不愉快，不仅是相对的，同时也是相互依存和相互转化的。因此，一个人既有愉快的时候，也有不愉快的时候，要有接受不愉快情绪的思想准备。

7. 不要盲目地崇拜偶像和权威

一个人不要无原则地屈从他人，不要盲目地附和众议而丧失自己独立思考的权利和自主行动的能力。

8. 我就是我，我要对自己负责

不要说什么"我若是某某人我就一定会成功"，而应该从自己的起点做起，充分发挥自己的潜能。不必怨天尤人，要从自我做起，从现在做起，竭尽全力地发挥自己的才能，做好自己能够做的事情。人们往往容易逃避责任。比如，考试成绩不好，会把失败原因归罪为自己的家庭环境不好，学校不好；工作不好，会推诿说领导不力，条件太差等。把自己的过错、失败都推到客观原因上。格式塔疗法的一项重要原则，就是要求自己做事自己承担，自己对自己的行为负责。

9. 正确地自我估计

把自己摆在准确的位置上。每个人在社会中，都占据着一个特定

的位置，所以你就得按照这个特定位置的要求，去履行你的权利和义务，你如果不按照社会一致公认和大家都共同遵守的这个规范去做，那你就会受到社会和他人对你的谴责和反对。

实践证明，运用格式塔疗法能够调整心态，修身养性，有助于消除失眠症状。

九、行为疗法

行为疗法或称条件反射疗法，是一种正在兴起的疗法，它的主要理论基础是巴甫洛夫的经典条件反射原理。它是应用行为科学理论与技术帮助人们消除或纠正异常或不良行为，建立起新的健康的行为模式，使行为恢复正常的一种心理治疗方法。

失眠的人往往靠服安眠药睡觉，安眠药只能暂时起作用，不能彻底治疗失眠，若天天服用有的会有依赖性、抗药性，剂量不断增加更有副作用。行为疗法治疗失眠症，方法简单易学，不需要任何药物和设备，效果可靠稳定，不易复发，无任何副作用，还可避免药物引起的睡眠与正常人睡眠不完全相同的缺点，因此采用行为疗法帮助失眠患者消除和纠正不良行为，建立起正常睡眠的健康行为，越来越受到失眠患者的重视与欢迎。

行为治疗的方法很多，可根据每个人的特点选择不同的方法。常用的方法有以下几种：

(一) 刺激控制疗法

刺激控制疗法是行为疗法中纠治失眠的一种方法。这种方法主要适用于入睡困难的失眠患者。这些入睡困难的患者因为担心睡不好觉常常提前上床，试图强迫自己早早入睡，但实际上却事与愿违，越想早点睡越睡不着，焦虑烦躁，以致恶性循环，甚至彻夜不眠。刺激控制治疗的目的就是让患者摆脱焦虑，重新建立上床与睡眠的关系来纠正入睡困难。

此法实施的原则是没有睡意不要上床。要求失眠者不要早上床，只有在困意来临时才上床。如果上床后 15~20 分钟内不能入睡,则要起床到其他房间去活动,但要避免进行使人高度兴奋的活动,如下棋、做作业、写文章、与人辩论、打扑克、饮酒等,只能看书、听音乐、静坐、散步或赏赏夜景等,当再次感到困倦时再上床。如 15~20 分钟内仍不能入睡,则再次起床活动,如此反复,直至入睡。进行刺激控制疗法时,需限制床上的活动,但性生活不受限制,因为和谐的性爱常能帮助睡眠。

采用这种方法可能会减少睡眠的时间,但是却能提高睡眠质量,在一定程度上弥补了睡眠时间的短少。施行时要有信心和决心,半途而废将前功尽弃,徒增烦恼,反而影响睡眠。

(二)睡眠限制疗法

睡眠限制疗法主要适用于那些夜间常常醒来或睡眠断断续续的严重慢性失眠病人。这类病人首先要对自己平时的睡眠进行评估,获得每晚睡眠的平均小时数,然后把自己在床上的时间限制在这个数值。例如,估计平均每晚睡 4 小时,就规定自己每天夜间 2 时上床,6 时起床。

数天后,当每晚在床上的大部分时间为睡眠时间时,开始增加床上的时间,改为 1 时上床,仍为 6 时起床。当床上时间又大部分为睡眠时,再次提前半小时上床,以增加床上时间,这样逐渐达到正常睡眠时间。睡眠限制疗法要求病人每天早上规定时间起床,即使夜间睡眠不好,也要按时起床,白天不打瞌睡,中午不要午睡。这种疗法需要毅力,必须认真坚持,否则容易半途而废,前功尽弃。

睡眠限制疗法,就是教导失眠患者减少花在床上的非睡眠时间,以疲劳代替失眠的焦虑,与其让无效的睡眠浪费在床上,不如以困倦促使其睡眠,让患者逐步地适应,以提高睡眠质量,增加睡眠时间。患者还可以通过睡眠效率来评估自己的睡眠质量,以调整卧床时间直至达到适当的睡眠时间。此方法对于那些长期失眠但没有明显躯体疾病的患者,常能取得较好的效果。

(三) 放松疗法

放松疗法适用于各种原因引起的入睡困难或夜间醒后难以再睡的失眠者，既可用于偶尔发作的失眠，也可用于慢性失眠症，对伴有焦虑的失眠症效果更好。松弛疗法通过逐步放松精神和肌肉，诱发入睡。大多数病人在实施松弛疗法过程中就睡着了。

放松疗法或松弛训练是通过一定程式训练，学会从精神上和躯体上(骨骼肌)放松的一种行为治疗方法。

虽然放松训练的原理及程序可能不一样，但其共同的目标是通过调节放松，消除焦虑与紧张的心情，减低骨骼肌的张力，使神经系统的副交感神经活动占优势，阻断交感支配，降低交感神经的活动水平。此时人体进入"养息"状态，有利于睡眠、休息及机体功能之恢复。放松训练不仅可以用以治疗多种心身疾病及神经症，还可用于正常人的保健锻炼、消除运动员、学生的紧张，提高成绩及身心素质。

肌肉松弛对于缓解焦虑和抑郁的情绪作用巨大，我们将这种松弛训练作为有用的压力管理技术中的第一步。重要的是要专门花一些时间来体会紧张和放松的不同状态。这些肌肉感受的不同在对压力作出反应时会有放大的信号。体会这些对比，可以发展为对紧张信号的敏感制御，增加放松的作用。肌肉松弛部位大致可以分为16组，逐步进行交替的紧张和放松，其顺序和时间列表如下：

放松练习的顺序指导：

(1) 第一只胳膊

(2) 另一只胳膊

(3) 第一只手

(4) 另一只手

(5) 肩部肌肉(先一边，再另一边)

(6) 颈部肌肉

(7) 前额、眼睛、头皮

(8) 颌和嘴(舌头，额外步骤可以不做)

(9) 呼吸——胸和身体

(10) 胃

(11) 腰

(12) 臀部

(13) 一侧大腿

(14) 另一侧大腿

(15) 一侧脚和小腿

(16) 另一侧脚和小腿

额外提醒：每天 2 次，同一时间，同一地点，对每组肌肉重复 3 次，紧张动作做 10～15 秒，放松动作做 15～20 秒最初几次练习做 25～30 分钟，最初几次练习后练习时间将大大缩短。

注意：每一次紧张和放松循环应该是 30 秒，放松时间要比紧张时间稍微长一些。早期练习也许需要 25～30 分钟完成，以后只需要很少的时间就可以放松了。有经验的练习者在 5～15 分钟内就可以达到全身放松。

【资料】

肌肉松弛训练指导语

1. 准备

首先脱掉过紧的衣服。放松领带、皮带或衣服上任何过紧的东西，脱掉鞋。另外，拿掉较紧的装饰品，如手表、戒指或项链等。舒适地坐在椅子上。把手臂放在椅子的把手上，手掌朝下并张开握住椅子把手的顶端。靠在椅子上让头轻轻地俯向胸前。闭上眼睛，让两条腿舒适地分开，放在一张凳子上或靠椅的脚凳上。不要让两腿交叉，不管你坐的是什么椅子。如果你坐的不是靠椅而且没有脚凳，那就让双脚分开放在地上，让胳臂放在大腿上，手放在膝盖上。

你可以自己把指导语录制到录音带上。这会让你把注意力集中到放松的过程中，而不是去想下一个指导语是什么。假如你决定这样做，只需念出所给的指导语，并且录制时在必要的地方给以解释。在某些地方可以用自己的话来进行指导。

2. 开始

（1）现在深呼吸几次，让吸进的气在体内停留几秒钟，然后完全呼出。在吸气时，会感觉到胸部和横膈膜有一些紧张；呼气时，会感觉到放松的舒适。放松，感觉很好、很舒服，如果能保持这种感觉多好。但当你深深地吸气时，又会像刚才一样感到紧张，特别是当你停住呼吸一会儿时。这时再让气呼出，完全呼出，感到放开的愉悦以及轻松的感觉。再做一次，在呼气时注意放松的感觉。它试着让胸部和横膈膜的放松感保持一会儿。从现在开始，呼吸要轻松、自然，就像你在午睡时一样。把注意力放在您的右臂上一会儿(如果你是左手优势就放在左臂上)。现在收缩二头肌，就好像你在显示你的肌肉。注意这样做感觉是什么。

（2）将肌肉收得越紧越好(保持住大约10秒)。在保持肌肉紧张时，注意这种紧张的感觉。感到不舒服了吗？现在放开。让你的臂变得完全软弱无力。注意放松和紧张是多么不同！在你注意这种感觉时，要把这种对比感存在脑海里。再做一次。收缩二头肌并保持住，注意紧张的感觉，注意肌肉中的紧张信号，然后放弃保持，完全放松。如果有人拿起你的胳膊又把它放下，它应该放松垂下，一点紧张感都没有。感觉真好，再来一次。收缩，保持，感觉，放松，再感觉。

（3）现在深呼吸，保持一会儿。然后对自己说"放松"，同时让气从肺部完全呼出。现在把肩部肌肉收到最紧的程度。让紧张保持一会儿，注意这种感觉。然后让肩膀垮下来，让所有的紧张都释放出来。注意它们的不同，享受放松的感觉(在同一肩膀上重复做2次)。然后,让另一个肩膀做同样的练习。在练习过程中,细心感觉放松和紧张的区别(在另一个肩膀上重复2次)。让所有到现在为止都放松了的身体各部位都保持放松:胳臂、手、肩膀。再做一次深呼吸,保持一会儿。然后呼气时对自己说:"放松。"在放松来到你的身体越来越多的部位时,充分地体会和享受它。

(4)把头向后弯,好像把头往脖子方向拉(如果拉的劲比较大,你在头骨的底部甚至能感到一点疼痛。别拉得太厉害以致伤到什么地方)。在让颈部肌肉紧张时,注意肌肉的紧张感,保持10秒钟,然后让紧张放开。让头轻轻回到胸前,享受放开紧张后的放松感。享受放松几秒钟,体会二者的差别(重复颈部紧张放松循环2次)。在所有的情况下都轻松和自然地呼吸。做完以后,看看身体的其余部分是否还有紧张的地方。现在不要做什么,只在脑中记下这些印象就可。如果刚才放松过的部分又紧张起来,赶快回去让那一部分再放松。

(5)继续放松,享受这种感觉。现在做一次深呼吸并保持几秒钟。注意胸部和横膈膜处的紧张。吸气时不要让胃紧张。现在,呼气时对自己说"放松",呼气时整个身体似乎都放松了。再做一次。深呼吸,紧张,保持,感觉,放松,感觉。再做一遍。深呼吸,保持,感觉,放松,感觉。让轻松占据你全身,放松其实并不需要很费力,当你让紧张离开时它就来了。继续轻松和自然地呼吸一会儿。在休息时,迅速扫描一遍你的身体。注意到哪儿有肌肉紧张吗?胳膊是仍然放松的吗?手、颈部和肩的肌肉、前额、眼睛和下颌?如果还有紧张,让它们再次迅速放松。你的全部身体都陷入了一种愉快的沉重状态,好像要抬起指头都不行。继续扫描、放松、漂浮和享受一会儿。

(6)现在把注意力集中在腰部。把腰弯下来,感觉到脊椎上肌肉的拉动。把这种紧张保持几秒钟。注意感觉。如果可能,在让背部肌肉紧张时特别要注意不要让胃部紧张。现在恢复原来的姿势，不要弯腰。注意放松的感觉回到了腰上。享受几秒钟这种愉快的感觉，然后再弯腰，注意紧张的感觉，然后放开(重复一遍)。每次放开时，想象肌肉的开放和放松的情境。继续平静和轻轻地呼吸。让头轻轻地靠在胸前，收紧臀部，好像你要关上括约肌，你会感到臀部和括约肌都紧张起来。这没关系。在注意紧张的信号时保持几秒钟。现在让肌肉放开，并注意紧张和放松的区别(重复2次)。

(7)现在把注意力放在腿上，从大腿开始。先做右边的腿(如果愿意，也可以先做左边)，把腿后部的肌肉收紧。把这个动作想象成正在推什么东西，爬山或登台阶。把大腿的肌肉尽量收紧，同时不要让小腿、脚和脚趾的肌肉紧张。注意这种感觉，保持几秒钟，现在放开。体会对比这两种感觉，放松多么舒适，感觉一下不同(再把这一循环重复2次，然后在左边的大腿同样做3次，或者做右边的大腿，如果你是从左边开始的)。

现在，注意小腿和脚，同样，先注意右腿(如果愿意可以先做左腿)。把脚向身体方向拉，做的时候把小腿肌肉绷紧，注意不要绷得太紧使肌肉疼痛。保持一会儿，体会它的感觉如何，然后，让紧张放开，让肌肉一下松开，体会紧张和放松的区别。让放松的感觉在你身上停留一会儿，享受全身和腿上舒适的沉重感(让右腿再紧张和放松2次，然后让左腿紧张和放松3次)。

3. 结束语

你身体的每一个部位都放松了，你在轻松平缓地呼吸，注意体会当身体彻底放松时候的感觉是多么好。现在不要改变地方，注意身体任何地方的紧张信号，如果哪个地方还紧张，就再放松一遍。深吸一口气，并保持一小会儿，然后呼出，并对自己说"放松"。沉浸在这种感觉中一会儿，体会一下把紧张都排出体外的愉快感觉。

现在要从3倒数到1。数到1时,请你慢慢睁开眼,抬起头,然后像刚刚午睡过后一样,伸一个懒腰。3…2…1,很好,现在这次放松训练结束了。

(四) 生物反馈疗法

人体内脏的生理活动主要由自主神经支配,一般认为是不受主观意志所控制的,但是特定的方法也能使它们朝着预期的方向改变。也就是说,人在一定程度上通过适当的训练能够学会控制或改变自己内脏的活动。生物反馈就是根据这个原理发展起来的一种治疗、保健方法。因为它不需用药,属于自然疗法范畴,所以很受人们欢迎。

生物反馈治疗目前已发展成为一种行之有效的治疗方法,其内容和形式多种多样,对于不同的病种采用的方法也是不尽相同的。失眠大多与神经症有关,而神经症有不同的类型,它们各自都有相对突出的临床特征。如恐怖性神经症必然有恐惧的对象;焦虑性神经症则以焦虑为主;抑郁性神经症情绪抑郁比较明显。用生物反馈治疗技术对它们进行治疗时,在操作上也应该有一定的区别。但焦虑往往是上述各种神经症共有的症状,只是程度轻重不同而已。焦虑性失眠又是失眠中最常见的类型,治疗失眠时往往由此入手。

采用生物反馈技术治疗失眠时,最常用的是肌电反馈仪。先让患者学会如何放松,首先选择合适的体位,均匀地呼吸,然后从头到脚按顺序放松,犹如前文介绍的放松训练,与此同时,排出杂念,保持安静。如果某些部位肌肉放松不符合要求,反馈仪就会以信号显示出来,让你进行修正,有意识地对没达到要求的部位再度放松。如果内心的紧张还是没有通过放松得到缓解,还可以借助脑电波反馈或心率反馈反映出来,通过反复训练和学习来缓解病人的紧张状态。患有失眠症的病人通过反复训练大多能收到良好的效果。

初次体验时,必须有专业人员做具体指导才行。纸上谈兵不会有真实的体会。这种技术必须认真地学习,反复地操作,才能取得效果。练到一定程度后,就能够有意识控制反馈出来的信号,体内自我控制的环路就建立起来了,这时就可以脱离仪器,进行自我调整。当然这种境界不是一朝一夕能够达到的,必须认真训练,持之以恒才能获得成功。

十、激怒疗法

通过刺激使人发怒的方法治疗失眠,也是心理治疗的方法之一。早在金元时代,大医学家张子和撰著了《儒门亲事》一书,在该书的"内伤形"中,就记载了一则以激怒疗法治愈了一例失眠两年的患者的案例,大意是这样的:有一个富家的女主人,因为思虑过度,引发失眠已经两年多了,看了许多大夫,吃了许多药也不管用。有一天,患者找到了张子和,张大夫给患者把过脉后,认为该病是由于思虑伤脾而引起的。于是他和患者的丈夫商定,用激怒的方法来进行治疗,张子和在患者家里吃住了好几天,要了不少的银两后就"逃走"了,也没给病人开药方。病人闻讯后大怒,随之出了一身汗,当天晚上患者就能睡觉了,一连数天都没有醒来,从此以后患者的睡眠就恢复了正常。这一案例是根据中医"五行学说"的理论,用心理治疗的方法治愈失眠的一则经典病案,但并不是所有的失眠都适宜用激怒进行治疗。如果没有丰富的临床经验,普通读者千万不能随意效仿。

十一、漂浮疗法

漂浮疗法源于20世纪50年代的限制环境治疗,是美国发明的综合性心理治疗的方法之一。此疗法是让患者十分轻松地躺在与外界隔离的漂浮器中,漂浮在温度与体温相同的液面上,有效地限制了外界环境的刺激,治疗师可以通过语言或特定的音乐、影像等对患者进行心理治疗,使患者整个身体就像融于漂浮液中,使人的意识产生"虚无"或"空白"感,全身得以放松,消除了紧张、焦虑,对治疗失眠有一定的效果。

十二、音乐疗法

"音乐不是一种单纯的消遣,它或是对于心灵的一种理智上的裨益,或是镇定灵魂的一种抚慰。"罗曼·罗兰说。

作为一门艺术,音乐能够给人们巨大的精神享受,但音乐治疗失眠却与音乐欣赏不同,它的目的是调节人体身心状态,通过改善睡眠,提高生存质量。音乐可以激发人的情绪并改变人的行为,音乐可以满足人的情感需要,并使人获得良好的行为方式,而这些正是人们获得良好睡眠所需要的。

音乐治疗是一种心理治疗方法,但它有自己的特点,它与一般心理治疗不同之处在于治疗手段上的不同,同时也反映在对大脑活动影响的差异,一般心理治疗是语言,主要通过谈话进行治疗,而音乐治疗的手段是音乐,主要通过音乐活动(听和行为)进行治疗。音乐的特点还在于对大脑右半球有着直接和明显的影响,音乐同语言相比,音乐的心理治疗更为突出。

音乐对中枢神经系统具有调节作用。据研究,音乐对大脑两半球,对中枢神经的边缘系统以及与后者有着密切联系的视丘下部、垂体、网状结构及各种神经体质,都可起到协调、平衡的作用。

这些中枢神经系统结构和内分泌器官,调节着全身的各个脏器,包括循环系统、呼吸系统、消化系统、泌尿系统、生殖系统等,同时新的研究表明其对人体节律(生物钟)起控制作用,使中枢神经系统活动平衡,也意味着生物钟节律平稳,人的昼夜睡眠节律也趋向平稳,人就会获得正常睡眠。

十三、其他有助睡眠的方法

(一)小卧室,大玄机

1. 床垫的选择

专家认为,如果睡太硬的床垫,臀部与腰部的空隙会很明显,这对睡卧者的身体有害；而太软的床垫，即弹簧太少或弹簧支撑力过小的床垫会让人陷入床垫过多，形成侧面接触太多，造成人体的受压部分面积过大。这不仅会给人以不舒适感，而且会造成人体血液不畅，对健康十分不利。床太软或太硬，都会影响睡眠，甚至会导致失眠。

一张合适的床垫应该是在人躺下后，能完全支撑身体的各个部位，特别是颈、肩、背、腰、臀和腿部，使人在侧躺时，脊椎保持自然的直线状态，脊椎呈自然 S 形。这样，身体各个部分才不会承担额外的压力，完全放松，达到充分休息的效果。也就是说，仰卧时能保持腰椎的生理前凸，身体曲线正常；侧卧时又不使腰椎弯曲、侧弯。

2. 选择亲肤的床上用品

棉是大多数消费者的选择，因为棉的质地天然、感觉清凉、触感纤柔，睡起来也很舒服。棉和麻因有吸收湿气的功能，尤其适合春夏季潮湿的天气。床单、枕头套等，选择 100% 全棉（麻），或 50% 棉 50% 聚酯纤维，因个人喜好而定。棉与其他材质混合也很受欢迎，因它们比较耐皱，方便洗涤。

此外，纺织的密度也会影响寝具呈现出来的触感。一般来说，织法越密触感越柔细，平均在每一立方厘米中，织法超过 180 纱以上的，便可营造出柔细的触感。而且，织法越密，寝具越不易起毛球，也较耐用，不易沾染灰尘。

3. 枕头很重要

在枕头的材质选择上，依成分不同而分有绒毛、羽毛、棉花、茶叶、绿豆壳等，不同成分的枕头，各有其利弊。

绒毛枕头价格较高，并且不易清洗，再加上有人会对绒毛过敏，所以它虽然质感柔软舒适，却也有人不能习惯。羽毛枕中，可能会掺夹带羽毛梗的羽毛，不小心可能会伤到人。

茶叶和绿豆壳枕，是许多怕热的人的最佳选择，但需要定期拿到屋外晒太阳以防发霉之虑。

目前还有一种乳胶枕头，不易变形，但其材质稳定性不一，有时候会有变质的情况发生。

最近有厂商推出一种透气纤维的材质,它可以将整个枕头放进洗衣机机洗;而其内部的空心状态,可存积空气保持枕头的蓬松感,睡起来像绒毛枕头。

选择枕头的三原则:

①枕头形状要适合生理曲线。

②填充物要符合卫生标准。

③枕头高度要适中。

4. 保持寝具清洁

定期保养、清洁寝具,不但可以延长寿命,也可以让人享有舒适的睡眠,以下提供一些简单的保养方法:

每天起床拍拍棉被、枕头,使之保持蓬松的状态。每隔一段时间将它们拿出室外暴晒,吹风几个小时,让棉被枕头通风透气。不定期清洗最为重要,千万不要偷懒,否则你可能睡的是一张布满细菌霉菌的床。

视觉也是另一个重要的考虑因素。选一个喜欢的花色是营造睡眠情趣的条件之一。

5. 卧室颜色

不同的色彩,对每个人的心灵会起到不同的作用。日常生活中,我们常接受不同的色彩带给我们不同的意象感觉。对于卧室颜色的选择,可依个人的心情、习惯和性格来定。

有科学研究证明,颜色对人的心理影响无所不在。卧室墙面上的墙纸,所占的视觉面积大,因此,它的色彩对人的心情乃至睡眠的影响是显而易见的。

建议:墙纸的颜色如果选择浅绿、淡蓝、米黄等清新、柔和的颜色,则能使人心情愉悦。

6. 卧室温度、湿度

卧室的温度要适宜,宜稍凉爽,要避免太冷或太热的环境。温度过于缓和可使睡眠变浅，不易入睡，而太冷也会影响睡眠，因此，温度最好控制在 15~24 度之间。

另外，也许我们没注意到，睡眠空气的湿度对睡眠质量影响很大。卧室太干燥会刺激支气管，使我们咳醒。用加湿器或放一碗水在室内便可解决这个问题。相反，过于潮湿使我们热得不舒服或湿得难受，从而增加紧张程度。如果有这一问题，可使用自然纤维做成的床单，这种床单吸汗功能好，皮肤就可以通畅地呼吸了。

如果你生活的地方气候潮湿，你可能在睡眠时身上没有一点遮蔽，然而，潮湿的环境中汗水蒸发较慢，如果身体持续潮湿就可能着凉。一个好的办法是穿一件薄的棉袄或盖一个棉床单，在天花板上挂一个电扇使空气流通。

人体最适湿度约为 50% 至 60%，合适的湿度对于居室的主人来说，其重要性并不亚于温度。通常情况下，人体感觉舒适的最佳相对湿度是 40%~70%，相对湿度过低或过高，都对人体不适，甚至有害。人们在野外活动时，由于活动量大，消耗大量的能量而出汗散热，此时，空气湿度在 40%~50% 时感觉最舒适；在办公室，由于人们的活动量相对较少，此时，空气湿度在 50%~60% 时感觉最舒适；在卧室睡觉时，由于人体各组织的机能处于半停滞状态，人体放松，消耗的能量最低，此时，空气湿度在 60%~70% 时感觉最舒适。夏天可以在房间里放个加湿器。

7. 卧室光线

光线有助于安眠和清醒。没有关灯就睡觉，产生睡意的褪黑色素荷尔蒙受到光线刺激，就不易分泌出来，就会睡不安稳。

睡觉空间灯光的营造也是良好睡眠的一个重要原因。卧室中的照明灯光要柔和、温馨，避免采用室内中央只有一盏大灯，也不要采用太强或过白的日光灯，因为这种灯光常使卧室内显得呆板没有生气。

如果选用天花板吊灯，则必须选用暖色光度的灯具，并配以适当的灯罩，否则悬挂笨重的灯具在天花板上，光线投射不佳，室内气氛大打折扣。

有的材质能营造特殊的氛围,如云石灯,该灯的光源透过云石石材,灯光变得柔和,选择卧室顶灯时可考虑。

专家认为,从实用以及睡眠角度来说,在卧室最好安装地灯,地灯的灯光要暗、要柔,地灯在主人睡觉的时候打开,有两种作用,一是保证睡觉区域有灯光,不会让主人睡觉的时候感到害怕;二是方便主人晚上起床之用。

8. 卧室并非越大越好

以往的卧室承载着太多的功能,如睡觉、休息、学习、接待客人等,一个空间里面功能一多,就难免出现凌乱,人们在这种空间里面睡觉,其睡眠质量可想而知,这就需要人们对卧室进行合理布局。近年,市民房子的面积比以往要大,集多功能于一体的卧室渐渐被人们摒弃,出现了衣帽间、浴室、读书房、客厅等独立的空间,这让卧室的功能趋于单一化,这种变革是比较科学的,也将提高人们的生活质量。

专家认为,在睡眠空间的设计上,并不是越大越好,最好控制在10~20平方米,因为人体是一个能量体,无时无刻不在向外散发能量,就像工作中的空调,房屋面积越大所耗损的能量就越多。因此,睡觉区域面积过大,很可能导致人体因耗能过多而睡眠质量不佳。

(二)打造黄金睡眠POSE

都有些什么睡姿呢?各种睡姿有什么利弊呢?下面来谈谈各种睡姿的利弊。

仰面朝天睡:不利于肺部气血的运行,从而影响到肺的功能。仰卧的缺点是容易导致舌根下坠,阻塞呼吸,所以打鼾和有呼吸暂停、呼吸窘迫的人群不易采取仰卧位,以免发生睡眠意外。

趴着睡:对心脏构成压迫,影响到周身气血的运动,出现心脏不适,呼吸困难等情况。

蜷着身子睡:给背部和颈部带来伤害,血脉不畅,会有虚症产生。

枕臂而睡：直接使人上臂的桡神经受到压迫性伤害，导致前臂、手腕、手指麻痹。

完全侧身睡：压住了半边身子，会出现气血淤滞的问题。

专家提示，对某些病人来说，姿态不合适往往会诱发或加重病情。一般来说，睡姿分为仰卧、俯卧、左侧卧和右侧卧四种，挑选何种睡姿，要因人、因病而异。

睡觉要保证周身部位的放松，气血的顺畅、脏腑的通达。侧卧是比较好的姿势，侧卧时，脊柱多向前弯成 S 形，四肢容易放在舒适的位置上，可以使全身肌肉得到放松，有助于消除疲劳。

既然半侧卧是睡眠的黄金 POSE，那是向左卧好，还是向右卧好呢？

1. 左侧卧，少胃痛

胃酸回流造成的胃痛，是因为食道与胃部相接的强力收缩肌肉变得松弛，使得胃酸向食道回冲，造成口中又酸又苦、胸部出现灼热感等，严重的还会导致喉咙酸痛、咳嗽、气喘、胸部紧压等问题。长期如此，还会导致食道癌。

根据《美国肠胃科医学》期刊的最新研究报告，从食道酸性时间的长短来看，向右边侧睡的人食道酸性时间最长，向左边侧睡的人则最短。研究人员指出，这是因为侧睡会影响食道与胃部的位置。

当你向右边侧睡的时候，胃部比食道还高，胃酸就容易回流到食道。当你向左边侧睡的时候，胃部比食道低，胃酸就不容易回流到食道。

为什么有些人特别容易出现胃酸回流的问题呢？

研究人员研究发现，肥胖、家族遗传是胃酸回流的主要病因。家族中曾有胃痛或食道癌疾病的人，出现胃酸回流的概率是正常人的两倍多。太胖、抽烟、喝酒也使得胃酸回流机会大大增加。

2. 右侧卧，内脏舒

据《医心书》中记载："行做鹅王步，睡作狮子眠。"右侧卧也称狮子王卧，是修行人最适合的卧姿。

心脏病、胃病、急性肝病、胆囊结石患者不宜采用左侧卧位。因为心脏在胸腔内偏左的位置，如果采取左侧卧的姿势，会使心脏受到压迫，妨碍心脏的扩张和收缩。右侧卧睡时不仅心脏受压少，而且胃通向十二指肠以及小肠通向大肠的口都是向右侧开，有利于胃肠道的正常运行。

肝脏也位于右上腹部，右侧卧位时它处于较低位置，血液可以更多地供应肝脏，这样有利于消化食物及代谢体内营养物。因此，保持右侧卧位对身体健康更有好处。但应注意右侧卧睡时枕头不能太高或太低，否则会使颈部感到不适。

3. 孕妇侧卧有讲究

在孕早期，要养成侧卧睡，将膝盖弯曲，这样，胎儿的重量就不会压到负责将血液自腿和脚向心脏回流的大静脉上，从而减少心脏负担。医生会建议孕妇睡眠时左侧卧，左侧卧位可以减轻增大的妊娠子宫对孕妇主动脉及髂动脉的压迫，可以维持正常子宫动脉的血流量，保证胎盘的血液供给，给胎儿提供生长发育所需的营养物质。特别是妊娠晚期，即怀孕7~10个月时，孕妇不良的睡姿不仅会影响到子宫的位置，而且会增加妊娠子宫对周围组织及器官的压迫，影响子宫和胎盘的血流量。采取左侧卧位是孕妇的最佳睡眠姿势。孕妇采取左侧卧位对于优孕优生、母婴健康都有十分重要的意义。若有下肢浮肿或腿部静脉曲张的孕妇，在取左侧卧位的同时最好将腿部适当垫高，以利于血液回流，减轻下肢浮肿。

（三）裸睡

1. 裸睡能祛痛

裸睡的时候身体自由度很大，肌肉能有效放松，对治疗紧张性疾病的疗效极高，特别是腹部内脏神经系统方面的紧张状态容易得到消除，还能促进血液循环，使慢性便秘、慢性腹泻以及腰痛、头痛等疾病得到较大程度的改善。

2. 裸睡能给你舒适快感

裸睡解除了对身体的束缚，给你以无拘无束的自由快感，有利于增强皮腺和汗腺的分泌，有利于皮肤的排泄和再生，有利于神经的调节，有利于增强适应和免疫能力。

3. 裸睡能舒缓紧张情绪

裸睡对治疗紧张性疾病的疗效极高，特别是腹部内脏神经系统方面的紧张状态容易得到消除，还能促进血液循环，使慢性便秘、慢性腹泻以及腰痛、头痛等疾病得到较大程度的改善。

同时，裸睡对失眠的人也会有一定的安抚作用。

(四) 睡前瑜伽

熟睡的条件是肉体的睡眠，内脏的睡眠和大脑的睡眠。三者缺一不可。

睡眠时血液将流向全身，就寝前若吃东西，血液就会集中到胃部，内脏就开始工作。即使身体进入睡眠状态，内脏也得不到休息。因此就寝前吃东西是一种不良习惯，它会引起身体发胖、内脏疲劳。

身体、大脑、内脏若不能取得一致，就无法熟睡。瑜伽功可保持这三者的平衡，平时还要注意多学习，多运动和少食，为熟睡创造条件。

从瑜伽理论上讲，人身体上的疾病主要是由于体内生命之气流通发生紊乱或障碍而引起的。通过练习调息，可使整个经络系统中的生命之气畅通无阻，从而获得健康。换言之，瑜伽调息能有效强化血液循环，调整神经、脊髓、心脏等内脏器官的功能，并能清除因身体紧张而引起的思维混乱，从而帮助入睡。

1. 犁式

仰卧在床上，双腿向前伸直，双足并拢，手臂放于身体两侧。吸气时，手掌轻轻向地板用力，抬起双腿离开床面。呼气时，双腿继续上抬到达头部的上方后,臀部和下背部离开地面。放低双足,直到足尖触及床面,保持自然呼吸。犁式能使体内的血液暂时回流,清理血液中沉积的杂质,促进全身的血液循环,滋养整个脊柱神经系统,减轻背痛和腰痛,改善新陈代谢,缓解头疼,有利于睡眠。

2. 肩倒立式

起步同犁式,或在犁式基础上直接进行。将双脚向上伸直,背部离开床面,以肩部着床面,保持自然呼吸。这种方式可以改进血红蛋白含量,补充大脑和腹部习惯的活力,新鲜血液会滋养整个头部和面部皮肤,同时能按摩甲状腺和甲状旁腺,养护肾上腺,增进性控制力。

3. 瑜伽语音冥想

仰卧在床上,闭上眼睛,头下可以放一个薄枕头,双手轻轻放在肚脐上。注意力集中于自己的呼吸。吸气时,把空气直吸向腹部,手随腹部抬起;吸气越深,腹部升起越高。呼气,发出"O"的声音,然后合上嘴唇,发出"M"的声音,腹部向内朝脊柱方向收,直到把所有废气从肺部全部呼出来。然后再吸气重复3~5分钟。注意发出的声音要足以让自己的耳朵听到,注意力集中在语音上,体会它在大脑中的回音。这样可以放松大脑皮层,使你进入安静的内心世界,直到自然而然地睡着为止。

总之,在纠正失眠上,调整心态非常重要,不要猜测或担心"今晚能睡得着吗?""失眠能治好吗?"这些念头会缠住你不放,是引起失眠的恶性循环的开始,你需要坦然面对失眠,要培养"累了自然能睡"、"睡眠不是任务"、"今天睡不着,明天自然能入睡"等良好心态。另外,失眠需要心理咨询。因为,心理咨询能从根本上消除失眠的诱因,它能帮助患者寻找造成失眠的心理因素,还可以帮助患者建立起健康的生活方式和良好的起居作息习惯,这无疑对于预防和治疗失眠症都是有好处的。"只有精神出现问题才需要求助心理咨询",这种想法是很片面的。

【阅读】

睡眠语言的演变

今天口语中的"睡觉"一词指睡眠,去睡觉即赶紧去睡着的意思,可是在古代却恰恰相反,"睡觉"是睡醒了的意思。

古代表示睡觉的字眼很多,而且分工非常细。

"睡"——坐着打瞌睡

"眠"——闭上眼睛,但是不一定睡着

"寝"——躺在床上睡觉

"卧"——伏在矮几上睡觉

"寐"——睡着了

"觉"或"寤"——睡醒了

下面举例说明每个字眼的用法。

- **战国篇之秦孝公**:

《战国策·秦策》:"读书欲睡,引锥自刺其股。"这是说苏秦坐着读书,想打瞌睡的时候,拿锥子刺自己的大腿。商鞅第一次拜见秦孝公的时候,秦孝公对商鞅的议论不感兴趣,"孝公时时睡,弗听",这里也是坐着打瞌睡的意思。魏晋以后,"睡"这个字才用来表示睡着。

- **战国篇之孔子**:

《礼记·曲礼》规定:"寝毋伏。"如果要"寝",不能趴在桌子上,要躺到床上去睡。孔子之所以批评自己的学生宰予朽木不可雕,就是因为"宰予昼寝",大白天却跑到床上去睡觉了。假如宰予只是"睡"(坐着打盹儿)一会儿,或者趴在桌子上小"卧"一会儿,估计孔子也不会这么生气。

- **战国篇之孟子**:

《孟子·公孙丑》:"坐而言,不应,隐几而卧。"这是说有位客人来跟孟子说话,孟子不理他,伏在矮几上睡觉了。客人很生气,指责孟子为什么"卧而不听",可见"卧"只能用于伏案而睡。

- 诗经篇

《诗经》中有"夙兴夜寐"的诗句,形容早起晚睡,非常辛苦。《说文解字》:"寤,寐觉而有言曰寤。"按照许慎的说法,"寤"是指睡醒了开口说话。《诗经·关雎》中的名句"窈窕淑女,寤寐求之",就是指不管是睡着了还是睡醒了,都在追求。"悟"和"寤"是通假字,因此"觉悟"一词最初的意思即指睡醒了,后来才引申为领悟,开悟。

《春秋公羊传》:"寡人夜者寝而不寐。"躺在床上睡觉,但是没有睡着。

裴度《凉风亭睡觉》:"饱食缓行新睡觉,一瓯新茗侍儿煎。"刚刚睡醒,就看到侍儿已经煎好了新茶。

- 唐朝篇

白居易《长恨歌》:"云鬓半偏新睡觉,花冠不整下堂来。"杨贵妃刚刚睡醒,花冠还没有整理好就下堂来了。白居易《睡觉偶吟》:"官初罢后归来夜,天欲明前睡觉时。起坐思量更无事,身心安乐复谁知。"天还没有亮就醒了,起来坐着思考问题。

- 明代篇

明代的"睡觉"一词也是指睡醒。《二刻拍案惊奇》:"快去朝议房里伺候,倘若睡觉,亟来报知,切勿误事。"

- 小结篇

"睡觉"何时连用已经无从考证了,不过唐诗中已经大量使用"睡觉"一词,而且全部都是睡醒了的意思,从来不把睡着叫做"睡觉"。不知道从什么时候起,进入睡眠状态,睡着了开始被人们叫做"睡觉"。语言的演变真是神奇!

参 考 文 献

[1] 刘硕年. 50例加味酸枣仁汤治疗失眠症[J]. 中医临床研究, 2012(4).

[2] 张丽萍, 夏猛. 失眠症的治疗现状分析及思考[J]. 环球中医药, 2011(1).

[3] 蔡云飞. 谈失眠症的治疗[J]. 中国民族民间医药杂志, 2010(16).

[4] 刘罕隽, 兰光华. 失眠症的治疗研究进展[J]. 精神医学杂志, 2007, 21(6).

[5] 贺小梅. 浅谈对失眠症的治疗[J]. 按摩与康复医学, 2010, 7(中).

[6] 孙阳, 曹贵方, 毕晓霞, 杨春祥. 失眠症患者心理社会因素分析[J]. 临床精神医学杂志, 1.

[7] 戚东桂, 刘荣, 吴晓茜等. 大学生睡眠质量及其影响因素调查[J]. 现代预防医学, 2007, 34(5): 875-877.

[8] 徐志鹏, 陈文军, 黎红华, 李亚红. 失眠症的研究与治疗[J]. 中国临床康复, 2006, 10(22).

[9] 孙阳, 杨志杰, 古雅兰, 沈扬, 樊东升, 吕旌乔. 失眠症患者睡

眠质量、心理健康状况及其多导睡眠图的研究[J]. 中国行为医学科学, 2006, 15(6).

[10] 刘立芬, 曾昭祥, 柳群方. 失眠症患者的睡眠行为、应付方式及心理控制源的调查研究[J]. 四川精神卫生, 2005, 18(2).

[11] 张明岛, 刘效巍, 陈兴时. 失眠症的整夜多导睡眠图监测[J]. 神经病学与神经康复学杂志, 2005, 2.

[12] 兰胜作, 廖波, 彭志勇, 万纯, 黄美珍. 失眠症和神经衰弱的6年随访: 临床特点、病程、转归[J]. 中国心理卫生杂志, 2009, 8.

[13] 王立. 失眠症患者的A型人格特征和防御方式[J]. 中国临床康复, 2005, 9(4).

[14] 徐长庚, 曾国花, 陈荣基. 失眠症的原因与药物治疗[J]. 全科医生, 2000(12), 9(4).

[15] 李有观. 国外名作家治失眠趣闻[J]. 世界文化, 1995, 4.

[16] 王军君. 拯救失眠——短小说《天缺一角》品评[J]. 青春, 2008(12).

[17] 郑秀华, 张揆一. 失眠合理用药与调养[M]. 西安: 西安交通大学出版社, 2006: 2-40.

[18] 刘春. 生活交给我们的心理学: 日常生活中的心理学妙招[M]. 北京: 新世界出版社, 2009: 128-137.

[19] 内山真著. 谭新译. 睡眠障碍治疗指南[M]. 西安: 第四军医大学出版社, 2005: 160-246.

[20] 任史菲, 韩钟博. 睡眠障碍百问[M]. 上海: 上海科学技术出版社, 2003: 54-63.

[21] 游国雄, 竺士秀, 张可经. 失眠与睡眠障碍疾病[M]. 北京: 人民军医出版社, 2000: 30-107.

[22] 王芷沅. 失眠与多睡[M]. 北京: 农村读物出版社, 2001: 36-77.

[23] 张湖德,张宝祥等. 中华养生秘诀[M]. 北京:中医古籍出版社,2005:94.

[24] [日]藤本宪幸. 王茂庆译. 一分钟健身法——奇妙的瑜伽术[M]. 北京:解放军出版社,1991:53.

[25] 宇琦. 让大脑更健康的100个习惯[M]. 北京:中国华侨出版社,2010:289.

[26] [日]阿久津邦男. 叶坦,王巧妹译. 酣睡的技巧[M]. 北京:三联书店,1992:2132.

[27] 张清华等. 养生与长寿[M]. 北京:中国社会出版社,2000,13:323.

[28] 霍欣彤. 每天读一点催眠心理学[M]. 海南:南海出版公司,2010:219.

[29] 石健等. 四季养生药膳[M]. 广东:广东旅游出版社,2005:135.

[30] 宋为民. 四季养生[M]. 天津:天津科技翻译出版公司,2002:6340.

[31] 郭海英,宋为民. 秋季养生[M]. 南京:南京出版社,1998:160.

[32] 杨力. 老中医运动养生经[M]. 北京:化学工业出版社,2009:271.

[33] 叶俏馨,陈丽红. 香薰治疗百分百[M]. 北京:中国建材工业出版社,2003(11).

[34] [美]玛格·阿黛尔. 魏怡译. 阳光下的无限冥想[M]. 西安:陕西师范大学出版社,2010:262.

[35] 王小同,邹明,柯将琼. 我为什么睡不着[M]. 北京:人民卫生出版社,2004:57-60.

[36] 凌瑞琴,张熙等. 找回健康的睡眠[M]. 北京:科学出版社,2004:90-91.

[37] 井上昌次郎. 林裕芳译. 好好睡个觉[M]. 北京：人民军医出版社，2002：52-53.

[38] 安安. 让你睡好觉——睡眠决定健康[M]. 北京：朝华出版社，2009：40-41，145-147.

[39] 豪瑞等. 庞亚译. 和失眠说再见[M]. 北京：中国轻工业出版社，2009：197-210.

[40] 丁成标. 催眠与心理治疗[M]. 武汉：武汉大学出版社，2005，10.

[41] John H. Gruzelier. Redefining Hypnosis：Theory, Methods and Integration[J], Contemporary Hypnosis, 2000, 17(2)：51-70.

[42] Graham Wagstaff. The Semantics and Physiology of Hypnosis as An Altered State：Towards a Definition of Hypnosis[J]. Contemporary Hyp-nosis, 1998, 15：149-165.

[43] Pekala RJ. Quantifying Consciousness：An Empirical Approach[M]. New York：Plenum Press, 1991.

[44] Collen E. Carney, William F. Waters. Effects of a Structured Problem-Solving Procedure on Pre-Sleep Cognitive Arousal in College Students with Insomnia[J]. Behavioral Sleep Medicine, 2006, 4（1）：13-28.

[45] Heather Gaines Hardison, Robert A. Neimeyer, Kenneth L. Lichstein. Ins-omnia and Coplicated Grief Symptoms in Bereaved College Students[J]. Behavioral Sleep Medicine, 2005, 3（2）：99-111.